DIE GROSSE ERNÄHRUNGSBIBEL

GESUNDE ERNÄHRUNG LEICHT GEMACHT

Langfristig abnehmen, Gesundheit fördern, Krankheiten vorbeugen und Immunsystem stärken - Werden Sie so gesund wie nie zuvor!

INHALT

How to - gesunde Ernährung

Alle sprechen davon und jeder hat eine andere Meinung. Gesunde Ernährung ist heutzutage eines der am häufigsten besprochenen Themen in den Industrieländern. Es gibt unzählige verschiedene Arten der Ernährung und jede davon hat ihre Fürsprecher und ihre Feinde. Letztendlich muss jeder Mensch für sich selbst entscheiden, welche Art der Ernährung er für sich bevorzugt. Dennoch gibt es bestimmte Grundsätze, die für alle Ernährungsweisen gelten - ganz egal, ob Sie Vegetarier oder bekennender Fleischliebhaber sind.

In diesem Buch möchte ich Ihnen einen kleinen Einblick in die Welt der Ernährung geben. Dabei kann es sich natürlich nur um einen Überblick handeln und dieser Ratgeber ist keinesfalls vollständig. Der Anspruch der Vollständigkeit würde einerseits den Rahmen dieses Buches sprengen. Und andererseits ist für den Beruf des Ernährungsberaters nicht umsonst ein mehrjähriges Studium Voraussetzung.

Stattdessen soll Ihnen dieses Werk einen Überblick über die Vielfalt an Ernährungsmöglichkeiten bieten. Es soll mit einigen kleinen Vorurteilen aufräumen und Ihnen einen Einblick in den Dschungel der Deklaration liefern. Neben der Erklärung von Begrifflichkeiten und der Vorstellung aller Vitamine und Mineralien enthält dieses Werk auch Informationen zu pflanzlichen und tierischen Lebensmitteln sowie deren Vor- und Nachteilen. Ich werde kurz auf Diätformen eingehen und die verschiedenen Ernährungsformen erklären. Auch eine Erklärung verschiedener Pflanzenöle und Antworten auf die Frage, ob Sie diese nun zum Braten verwenden dürfen oder nicht, finden Sie in diesem Buch. Zudem möchte ich Ihnen die Lebensmittelzusatzstoffe grob vorstellen und auch auf Kräuter und Gewürze als Ergänzung der täglichen Ernährung eingehen. Der Hinweis auf die schädliche Massentierhaltung sowie auf die monokulturelle Landwirtschaft mag dem ein oder anderen überzogen vorkommen. Diese Themen sind meiner Meinung nach aber essenziell wichtig, wenn Sie sich mit gesunder Ernährung befassen wollen.

Nun wünsche ich Ihnen viel Spaß bei der Lektüre der folgenden Seiten.

Was bedeutet Ernährung?

Der Begriff „Ernährung“ findet sich seit dem 19. Jahrhundert in der deutschen Sprache wieder. Mit diesem Begriff wird die Zufuhr von Nährstoffen beschrieben, die ein lebender Organismus braucht, um seine Lebensfunktionen aufrecht zu erhalten. Somit bezieht sich dieser Ausdruck nicht nur auf die Ernährung des Menschen, sondern schließt auch Tiere und Pflanzen mit ein. Wenn Sie sich schon mal mit Ernährung auseinandergesetzt haben, finden Sie verschiedenste Begriffe wie Kohlenhydrate, Fette, Proteine, Eiweiße, Vitamine oder auch Mineralien. In diesem Kapitel möchte ich Ihnen kurz näherbringen, was sich hinter diesen Begriffen überhaupt versteckt.

STECKBRIEF: NÄHRSTOFFE

Ein Körper braucht also Nährstoffe, um zu funktionieren. Doch was verbirgt sich hinter diesem Begriff?

In der Medizin wird ein Nährstoff als Stoff bezeichnet, den der Stoffwechsel eines lebenden Organismus benötigt, um Energie herzustellen oder andere Dinge, die der Körper zum Überleben braucht, zu synthetisieren. Hier sind als Beispiel die Enzyme zu nennen.

Nährstoffe werden in Makro- und Mikronährstoffe unterteilt. Makronährstoffe umfassen Kohlenhydrate, Fette, Proteine, Ballaststoffe und im Prinzip auch Wasser. Mikronährstoffe hingegen beinhalten Elektrolyte, Spuren- und Mengenelemente sowie Vitamine.

STECKBRIEF: KOHLENHYDRATE

Ganz allgemein werden Kohlenhydrate auch als Zucker bezeichnet, da diese aus Zuckermolekülen bestehen. Diese Zuckerformen haben allerdings nur bedingt etwas mit dem uns bekannten raffinierten Zucker zu tun. Sie kommen in allen biologischen Systemen und im Stoffwechsel aller Lebewesen vor, also auch bei uns Menschen. Man unterscheidet zwischen Einfachzuckern (sogenannten Monosacchariden) und Mehrfachzuckern (den Polysacchariden). Hierbei sind Polysaccharide mehr oder weniger langkettige Aneinanderreihungen von Einfachzuckermolekülen. Stärke beispielsweise besteht aus Glucose-Einheiten. Sie wird von Pflanzen in Form von kugeligen Körnchen in deren Zellen gespeichert. Damit wird auch deutlich, welchen Zweck Kohlenhydrate vorwiegend erfüllen: Sie liefern Energie.

Kohlenhydrate werden vom menschlichen Körper recht schnell verdaut und verwertet und liefern somit schnell verfügbare Energie. Auch langfristig werden Kohlenhydrate zur Energiegewinnung genutzt und können in Phasen, in denen nicht viel Energie benötigt wird, eingelagert werden. Somit dienen sie auch im Säugerorganismus der Energiespeicherung.

STECKBRIEF: FETTE

Fette sind viel mehr als das umgangssprachliche „Körperfett". Sie sind Verbindungen von Glycerin mit langkettigen Fettsäuren. Glycerin ist chemisch gesehen in diesem Fall ein Alkohol. Das bedeutet, es gehört zu einer Stoffgruppe, deren Moleküle sogenannte Hydroxygruppen tragen. Diese Hydroxygruppen bestehen aus einem Sauerstoff- und einem Wasserstoff-Atom und sind sehr reaktiv. Deshalb reagieren sie mit den Fettsäuren und bilden dann „Fette".

Im Körper werden diese Fette durch die Enzyme der Pankreas im Dünndarm aufgespalten. Somit werden die Fettsäuren frei und können ihre Funktionen erfüllen. Fette dienen ebenfalls als Energielieferant, wobei die essenziellen Fettsäuren vielfältige Aufgaben im Körper erfüllen (sehen Sie hierzu Kapitel „Was können: Fette").

STECKBRIEF: PROTEINE

Umgangssprachlich werden Proteine gerne als Eiweiße bezeichnet. Sie sind vorwiegend, aber nicht ausschließlich, tierischer Natur. Proteine bestehen aus Aminosäuren, die durch bestimmte chemische Bindungen (sogenannte Peptidbindungen) aneinandergebunden sind. Welche Aminosäuren in einem bestimmten Protein aufeinander folgen, ist nicht etwa zufällig, sondern in der DNA eines jeden Menschen, eines jeden Tieres und jeder Pflanze genau festgelegt. Proteine aus der Nahrung können die wertvollen Aminosäuren liefern, die der Körper zum Aufbau eigener Proteine braucht. Außerdem wirken sie als Stoffwechselkatalysatoren (Beschleuniger), werden zum Transport und zur Speicherung anderer Moleküle verwendet, ermöglichen Bewegung und können Nervenimpulse übertragen. Auch für das Immunsystem und alle anderen Funktionen, die der Körper ausführen muss, werden Proteine benötigt.

> Peptidbindung: -CO-NH-
> Die Verbindung zwischen der CO-Gruppe der einen und der NH-Gruppe der zweiten Aminosäure. Dabei wird Wasser frei.

STECKBRIEF: BALLASTSTOFFE

Prinzipiell gehören die Ballaststoffe zu den Kohlenhydraten. Hierbei handelt es sich um extrem langkettige Kohlenhydrate (z.B. die Cellulose). Die menschliche Verdauung kann diese langkettigen Formen nicht oder nur in sehr geringem Maße verwerten, da ihr dazu die nötigen aufspaltenden Enzyme fehlen. Deshalb passieren Ballaststoffe die Enzyme des Dünndarms nahezu unbeschädigt und gelangen so in den Dickdarm, wo sie als Futter für die Darmbakterien Verwendung finden. Hierbei können zum Beispiel E.-coli- Bakterien die Ballaststoffe spalten und verwertbar machen. Mehr hierzu finden Sie im Kapitel: „Was können Ballaststoffe"

STECKBRIEF: WASSER

Was banal wirken mag, ist essenziell für unser Überleben. Die Zufuhr von Wasser, chemisch als H_2O bezeichnet, ist für den Ablauf aller körperlichen Funktionen unabdingbar. Deshalb besteht der menschliche Organismus zu 60 - 70% aus Wasser. Es dient als Lösungsmittel, Transportmittel und Reaktionspartner. Erinnern Sie sich, dass bei einer sogenannten Peptidbindung von Aminosäuren Wasser frei wird? Ebenso gibt es Reaktionen, die Wassermoleküle verbrauchen.

STECKBRIEF: ELEKTROLYTE

Kationen:
positiv geladene Teilchen, z.B. H^+
Anionen:
negativ geladene Teilchen, z.B. OH^-

Der Name Elektrolyt trägt den Bestandteil „Elektro" in sich, da es sich um Stoffe handelt, die elektrischen Strom leiten können. Voraussetzung hierfür ist nur, dass sie in Wasser gelöst vorliegen. Hierbei zerfallen die Elektrolyte in Kationen und Anionen. Diese Elektrolyte liegen in einer genauen Konzentration jeweils außerhalb und innerhalb der Zellen vor, um beispielsweise die Übertragung von Nervenimpulsen zu ermöglichen. Stimmt die Zusammensetzung der Elektrolyte nicht mehr, bedeutet dies, dass die betroffenen Zellen absterben und es zu Funktionsverlusten kommt.

Zu den Elektrolyten gehören Natrium, Kalium, Magnesium, Calcium und Eisen. Zu den Funktionen und Aufgaben der einzelnen Elemente erfahren Sie später mehr.

STECKBRIEF: SPUREN- UND MENGENELEMENTE

Anorganische Nährstoffe sind Mineralien wie Kupfer, Zink und auch Eisen. Diese Elemente liegen im Körper in unterschiedlichen Mengen vor. Elemente, deren Anteil in verschiedenen Geweben 50 mg/ kg Körpergewicht übersteigt, heißen hierbei Mengenelemente. Alles, was nur in geringeren Mengen vorliegt, bezeichnet man als Spurenelemente.

Spurenelemente sind Eisen, Jod, Kupfer, Selen, Cobalt, Chrom, Mangan, Zink und viele weitere.

Mengenelemente sind Schwefel, Phosphor, Chlor und die Elektrolyte Natrium, Kalium, Calcium und Magnesium.

STECKBRIEF: VITAMINE

Im Gegensatz zu den anorganischen Spuren- und Mengenelementen („Mineralien"), handelt es sich bei den Vitaminen um organische Verbindungen, die aber – anders als Proteine, Fette und Kohlenhydrate – nicht zur Energiegewinnung genutzt werden. Sie dienen dem Körper in anderer, jedoch ebenso lebenswichtiger Weise. Mehr zu der Wirkung von Vitaminen erfahren Sie im Kapitel: Vitamine – Vitalstoffe des Lebens.

Die Vitamine können in fettlösliche Vitamine (E, D, K, A) und wasserlösliche Vitamine (B1, B2, B3, B5, B6, B7, B9, B12, C) eingeteilt werden. Fettlösliche Vitamine reichern sich in der Leber an und können so zu einer Überversorgung und Überdosierung führen, welches dann eine gesundheitlich beeinträchtigende Wirkung hat. Die wasserlöslichen Vitamine können schwerer überdosiert werden, da sie recht schnell über die Niere entfernt werden.

WAS BEDEUTET „ESSENZIELL"?

Zu guter Letzt noch eine kurze Erklärung des Begriffs „essenziell". Damit werden Stoffe beschrieben, die der Körper nicht selbst synthetisieren kann. Diese müssen also über die Nahrung aufgenommen werden, um dem Stoffwechsel zur Verfügung zu stehen. Hierzu gehören bestimmte Vitamine, Mineralien, aber auch Fettsäuren. Das wohl bekannteste Beispiel hierfür ist das Vitamin C. Befindet sich dieses Vitamin im Mangel, treten im Körper Symptome der Krankheit „Skorbut“ auf, auch bekannt als „Seefahrerkrankheit“. Aber wussten Sie, dass nur der Mensch und das Meerschweinchen Vitamin C über die Nahrung aufnehmen müssen? Pferde, Hunde, Katzen und andere Säugetiere können dieses Vitamin selbst synthetisieren.

TAGESBEDARF DER D-A-CH

Essenzielle und viele nicht essenzielle Nährstoffe haben einen sogenannten „Tagesbedarf“. Dieser gibt die empfohlene Menge des Stoffes an, der täglich aufgenommen werden sollte, um einem Mangel vorzubeugen und den Körper optimal zu versorgen. Dieser Tagesbedarf ist abhängig von mehreren Faktoren. Natürlich spielt die Spezies eine entscheidende Rolle. Die Bedarfe von Hund, Mensch oder Meerschweinchen unterscheiden sich sehr deutlich voneinander. Und auch bei den Bedarfen von Männern und Frauen gibt es erhebliche Unterschiede. Zu guter Letzt hat natürlich auch der Leistungsstatus einen nicht zu unterschätzenden Einfluss auf den jeweiligen Bedarf. In diesem Fall zahlen neben der sportlichen Aktivität auch die Schwangerschaft und Stillzeit sowie das Wachstum als Zeiten eines erhöhten Bedarfs.

Die D-A-CH ist ein Zusammenschluss der DEG (Gesellschaft für Ernährung in Deutschland), der ÖGE (in Österreich) und der SGE (in der Schweiz). Diese geben Empfehlungen für die tägliche Zufuhr, beispielsweise von Vitaminen, heraus. In diesen Empfehlungen wird sehr detailliert nach Alter, Geschlecht und körperlichen Zustand unterschieden.

Vom Darm in den Körper

Egal, ob Sie sich für die vegane oder vegetarische Ernährung entscheiden oder doch zu den passionierten Fleischessern gehören – Vitamine, Mineralien, Kohlenhydrate brauchen wir alle. Damit Sie sich über eine ausgewogene Ernährung Gedanken machen können, müssen Sie zuallererst wissen, wie die verschiedenen Bestandteile überhaupt verdaut werden und in den Stoffwechsel unseres Körpers gelangen. Diese Thematik ist extrem komplex und umfasst mehrere Semester des Medizinstudiums, weshalb ich in diesem Ratgeber die verschiedenen Prozesse nur sehr grob ansprechen möchte. Aber seien Sie sich sicher – trotz all der Komplexität ist es dennoch ein sehr spannendes Thema.

WAS KÖNNEN KOHLENHYDRATE?

Kohlenhydrate nehmen wir Menschen zumeist in Form von Stärke – dem Zuckerspeicherstoff der Pflanzen – und in Form von Disacchariden – also Verbindungen, die aus zwei Einfachzuckern bestehen – auf. Der Speichel und der Pankreassaft enthalten ein Enzym namens Amylase, welche die langen Stärkeketten aufspaltet und daraus ebenfalls kleinere Ketten aus wenigen Einfachzuckern macht. Ein weiteres Enzym mit dem Namen Oligosaccharid macht aus diesen kürzeren Ketten nun Einfachzucker (Monosacchariden). Diese Einfachzucker bestehen aus genau einem Zuckermolekül und werden aus dem Darmlumen absorbiert und somit in den Blutstrom aufgenommen.

Nächste Station der Zucker ist die Leber. Dort werden alle Arten der Monosaccharide in Glucose-6-Phosphat umbaut. Diese Glucoseform kann nun auf drei Arten weiterverarbeitet werden. Erstens kann sie einfach so, wie sie ist, in den Blutstrom abgegeben werden. Von dort aus wird sie zu anderen Organen, beispielsweise dem Gehirn, transportiert, um dort die kognitive Leistung durch Energiebereitstellung zu ermöglichen.

Auch zur Speicherung kann Glucose-6-Phosphat verwendet werden. Hierzu wird der Phosphatrest an Position 1 gekoppelt und die Glucose-1-Phosphat-Moleküle werden zu Glykogen aneinandergekettet. Generell könnte Glucose auch in Form von Fett gespeichert werden. Zu diesem Zweck müssten die Moleküle in einen anderen Stoffwechselweg eingehen.

Als letztes kann das in der Leber oder in allen anderen Organen ankommende Glucose-Molekül auch direkt in Energie umgewandelt werden. Hierbei durchläuft es einen sehr komplexen Weg, an dessen Ende ein Molekül namens „ATP" (mit vollem Namen: „Adenosintriphosphat") herauskommt. Dieses ist die generelle Energiewährung, die alle Stoffwechselprozesse am Laufen hält.

Ist der Verzicht auf Kohlenhydrate gesund?

Heutzutage sind immer mehr Low Carb Diäten im Umlauf und versprechen durch den weitestgehenden Verzicht auf Kohlenhydrate ein Abnehm-Wunder. Unter physiologischen Gesichtspunkten betrachtet ist dies jedoch keinesfalls sinnvoll. Kohlenhydrate werden als einfachste Energiequelle vom Körper benötigt.

Zwar ist der Körper durchaus in der Lage, bei einem Kohlenhydratmangel die notwendige Energie zur Versorgung des Körpers aus dem Abbau von Protein – genauer bestimmten Aminosäuren – kompensatorisch zu sichern. Jedoch verändert sich dann die Zusammensetzung des Blutes dahingehend, dass weniger freies Insulin und mehr Glukagon im Blutfluss mitschwimmt. Dies führt zum Abbau von Körperfett (Triglyceride).

Befürworter der Low Carb- Diät möchten sich nun freuen, doch durch den erhöhten Abbau der Triglyceride, also der Körperfette, steigt die Konzentration freier Fettsäuren und Ketonkörper im Blut. Dies, so wird angenommen, kann die Entstehung von Arteriosklerose begünstigen.

WAS KÖNNEN FETTE?

Fett muss emulgiert werden

Wenn Sie schon mal Öl in Wasser gemischt haben, dann kennen Sie sicherlich den Effekt der Mizellen-Bildung. Fett ist extrem hydrophob. Dieser Begriff kommt aus dem Griechischen und bedeutet so viel wie „Angst vor Wasser". Dies können Sie sehr gut daran sehen, dass sich die Wasserschicht und die Ölschicht nahezu vollständig trennen und als zwei präzise abgegrenzte Phasen in dem Gefäß, in dem sie vermischt wurden, existieren. Erst mit einem sogenannten Emulgator wird die Mizellen-Bildung ermöglicht. Dies bedeutet, dass die Schicht des Fettes in winzig kleine Tröpfchen zerlegt wird. Im Inneren der Tröpfchen liegt das Fett. Der Emulgator platziert sich sozusagen als Hülle drumherum und außen herum ist dann das Wasser.

Diese Emulsion kann so perfekt sein, dass Sie mit dem bloßen Auge die kleinen Fetttröpfchen, die Micellen, nicht mehr erkennen können – es liegt also eine homogene Flüssigkeit vor.

Fett-Verdauung

Genau nach diesem Prinzip funktioniert die Fettverdauung. Der Pankreassaft und die Gallensalze fungieren als effektive Emulgatoren, die es ermöglichen, Nahrungsfette aufzuspalten und letztendlich zu absorbieren. Für die Aufspaltung sind Enzyme aus der Pankreas notwendig. Diese tragen den Namen Lipase und sind für die Aufspaltung der Nahrungsfette verantwortlich. Dabei entstehen freie Fettsäuren und sogenannte Monoacylglyceride – also die Kernstoffe der Nahrungsfette. An diese frei werdenden Moleküle haften sich nun die Gallensalze an und können ihre emulgierende Wirkung entfalten. Die Fettbestandteile werden in die Darmzellen aufgenommen, dort wieder zusammengebaut und für den Weitertransport vorbereitet. Hierbei sollten Sie wissen, dass Fette in die Lymphe abgegeben werden und somit die Leber als erstes Organ nach der Aufnahme umgehen können.

Einteilung der Fettsäuren

Fettsäuren können eingeteilt werden in **gesättigte Fettsäuren**, **einfach ungesättigte Fettsäuren** und **mehrfach ungesättigte Fettsäuren**. Am wertvollsten für den menschlichen Stoffwechsel sind die mehrfach ungesättigten Fettsäuren, die in vielen pflanzlichen Ölen vorkommen.

Gesättigte Fettsäuren nehmen Sie zumeist über den Verzehr von Palmfett oder tierischen Fetten auf. Dieses ist am wenigsten wertvoll für den menschlichen Stoffwechsel und kann im Gegenteil sogar schädigende Wirkungen haben. So kommt es bei der vermehrten Aufnahme gesättigter Fettsäuren dazu, dass statt der einfach ungesättigten Fettsäuren gesättigte Fettsäuren in die Zellmembran eingebaut werden. Die einfach ungesättigten Fettsäuren haben im Körper die Aufgabe, die Elastizität der Zellmembranen zu gewährleisten und dadurch die Funktion jeder einzelnen Zelle zu erhalten. Durch den Einbau gesättigter Fettsäuren kann die Zellmembran an Geschmeidigkeit und Reaktionsbereitschaft verlieren. Zellverbände können nur durch eine elastische Zellmembran funktionell arbeiten, weshalb die Zufuhr von einfach und mehrfach ungesättigten Fettsäuren extrem wichtig ist.

> Zur Erinnerung: Essenziell bedeutet, dass diese Stoffe zwingend durch die Nahrung aufgenommen werden müssen.

Nun zu den mehrfach ungesättigten Fettsäuren. Diese sind

essenziell für den Menschen. Hierbei können zwei große Gruppen unterschieden werden: die Omega-3-Fettsäuren und die Omega-6-Fettsäuren. Beachten Sie bitte, dass nicht nur die ausreichende, bedarfsdeckende Aufnahme von *irgendwelchen* mehrfach ungesättigten Fettsäuren wichtig ist, sondern auch das Verhältnis, in dem Omega-3 zu Omega-6-Fettsäuren aufgenommen werden. Dieses Verhältnis sollte idealerweise etwa 1 zu 5 betragen.

Die oben bereits angesprochenen wichtigen Fettsäuren für geschmeidige Zellmembranen heißen Linolsäure und Linolensäure. Diese haben natürlich noch andere Funktionen. So können sie beispielsweise zu Eicosanoiden umgebaut werden. Diese werden auch als Gewebshormone bezeichnet. Wenn nun das Verhältnis zugunsten der Omega-6-Fettsäuren verschoben ist, also zu viele dieser Omega-6-Fettsäuren vorliegen, werden Eicosanoide gebildet. Diese wiederum weisen entzündungsfördernde Eigenschaften auf. Omega-3-Fettsäuren können diese Umwandlung hemmen und Eicosanoide bilden, welche dann positive Einflüsse auf die Gesundheit des Menschen haben. Zu diesen Einflüssen zählt u.a. deren entzündungshemmende Wirkung. Außerdem wirken sie zellwachstums- und zellregenerationsanregend, regulieren den Fettstoffwechsel und beeinflussen die Herzfrequenz positiv.

Omega-3-Fettsäuren

Zur Gruppe der Omega-3-Fettsäuren gehören die Alpha-Linolensäure und deren Derivate Eicosapentaensäure (kurz EPA) sowie die Docosahexaensäure (kurz DHA). Schon ein sehr geringer Nährstoffmangel oder ein Ungleichgewicht der für den Umwandlungsprozess wichtigen Mikronährstoffe (vor allem Zink, Vitamin B6 und Magnesium) kann zu einer verminderten Umwandlung von Alpha-Linolensäure zu EPA und DHA führen. Daher sollten auch diese beiden Fettsäuren als essenzielle Fettsäuren über die Nahrung aufgenommen werden.

EPA ist in der Lage, die Konzentration vorhandener Omega-6-

Fettsäure-Verbindungen zu senken und hilft so dabei, das Gleichgewicht zwischen Omega-6 und Omega-3 zu fördern.

DHA ist extrem wichtig für die gesunde Entwicklung des Gehirns. Dort wird DHA zur Bildung von Strukturlipiden benötigt.

Vorkommen:
Die Fettsäure Alpha-Linolensäure, die als Vorstufe von EPA und DHA gilt, kommt in Sojabohnen, Walnüssen, Spinat, Linsen, Weizenkeimen, Leinsamen vor.
EPA und DHA werden vorwiegend aus Kaltwasserfischen wie Hering, Makrele, Lachs und Forelle gewonnen. Auch in Muscheln sind hohe Konzentrationen von EPA und DHA nachweisbar.

Omega-6-Fettsäuren

Die Verbindung Linolsäure kommt in Getreidekeimölen, Distel-, Raps-, Sojabohnen-, Sesam- und Sonnenblumenöl vor.

Gamma-Linolensäure finden Sie in Nachtkerzenöl, Borretschöl und im Samenöl der schwarzen Johannisbeere.

Bedarf

Als Tagesbedarf für die Alpha-Linolensäure gibt die D-A-CH einen Wert von 1,3 g an. Dies sollte schon bei der Einnahme eines Esslöffels guten Öls erreicht sein. Für EPA und DHA existieren (noch) keine gesicherten Grenzwerte. Die Empfehlung ist, 250 – 300 mg täglich aufzunehmen. Dies könnte beispielsweise in Form von Fischöl (als Kapseln) geschehen.

Dementsprechend liegt der Bedarf für Omega-6-Fettsäuren bei etwa 7 – 10 g täglich.

Mangelsymptome

Wenn essenzielle Fettsäuren in einen Mangel geraten, kann dies weitreichende Folgen haben und jedes Organsystem betreffen. Bei Erwachsenen fällt dies durch ein geschwächtes Immunsystem auf. Dieses zeigt sich durch die vermehrte Anfälligkeit für Infektionen. Auch Herzrhythmusstörungen, eine verminderte Sehkraft, verzögerte Wundheilung und eine gestörte Blutgerinnung können auftreten. Haarausfall, Bluthochdruck, Störungen im Fettstoffwechsel und Nierenerkrankungen sind ebenfalls möglich. Die Erythrozyten, die roten Blutkörperchen, können an Funktionalität einbüßen und die Leberfunktion kann vermindert sein. Auch so banale Dinge wie schuppige, oder rissige, an manchen Stellen verdickte Haut sind Ausdruck eines Mangels an essenziellen Fettsäuren.

Auch bereits bestehende Erkrankungen, wie Arthritis, Allergien, Arteriosklerose, Ekzeme, Thrombosen, Konzentrationsschwäche sowie Kopf-, Gelenks- und Muskelschmerzen können sich durch einen Mangel an essenziellen Fettsäuren stärker ausprägen. Letztendlich wird auch vermutet, dass das Krebsrisiko ansteigt.

Während der Schwangerschaft und in der kindlichen Entwicklung kann ein Mangel an essenziellen Fettsäuren weitreichende Probleme nach sich ziehen. Das Wachstum kann vermindert und die Entwicklung des Gehirns ungenügend ausgeprägt sein. Auch die Lernfähigkeit, in Zusammenhang stehend mit der Konzentration, kann vermindert sein und natürlich treffen alle der oben genannten Symptome ebenso auf Kinder zu.

WAS KÖNNEN PROTEINE?

Auch für die Nahrungsproteine müssen spezifische Verdauungs- und Aufnahmeverfahren bereitstehen, um sie für den Stoffwechsel des eigenen Körpers nutzbar zu machen. Im Falle der Proteine sind dies sogenannte Peptidasen, die im Mangen und Dünndarm zum Einsatz kommen. Diese spalten die Nahrungsproteine in Di- und Tripeptide sowie einzelne Aminosäuren auf.

Alle Proteine bestehen aus einzelnen Aminosäuren. Verbindungen aus zweien dieser Aminosäuren heißen Dipeptide und wenn drei Aminosäuren zusammenhängen, so ist dies ein Tripeptid. In der Dünndarmschleimhaut sind bestimmte Proteine eingebaut, diese heißen Carrierproteine, und durch diese werden die Aminosäuren und Peptide aufgenommen.

Aminosäuren

Etwa 20 der natürlich vorkommenden Aminosäuren werden zur Eiweißsynthese - also zum Bau von Proteinen - benötigt. Diese Proteine können vielfältige Aufgaben haben. Sie können strukturelle Bausteine sein (zum Beispiel in Form von Muskulatur), als Katalysatoren für Stoffwechselvorgänge von Nöten sein, oder sogar als Energielieferanten dienen. Wenn Sie überlegen, wie viel Protein Ihr Körper täglich benötigt, gilt generell: Es muss so viel aufgenommen werden, wie verbraucht wird. Dies wird als Bilanzminimum bezeichnet. Circa 1 g Protein pro kg Körpergewicht sollte täglich zugeführt werden. Hierbei ist jedoch auch wichtig, dass das Nahrungsprotein hochwertig ist, also alle essenziellen Aminosäuren enthält. Es reicht also nicht, einfach nur irgendeine Proteinquelle zu sich zu nehmen. Hierzu werfen wir einen Blick auf die Aminosäuren, die der Körper nicht selbst herstellen kann. In der folgenden Grafik sind alle zehn für den Menschen essenziellen Aminosäuren aufgezählt.

Leucin		Lysin	Methionin	Phenylalanin	Isoleucin

Histidin		Valin	Threonin	Arginin	Tryptophan

Enthalten sind diese Aminosäuren sowohl in pflanzlichen als auch in tierischen Lebensmitteln. Oftmals wird gesagt, dass nur tierisches Eiweiß besonders hochwertig ist, also alle oder zumindest die meisten der essenziellen Aminosäuren enthält. Doch auch pflanzliche Nahrungsmittel, beispielsweise Sojabohnen, Süßlupinen, Hanfsamen und Chia-Samen, sind Träger von extrem gut verdaulichem, sehr hochwertigem Protein und liefern alle essenziellen Aminosäuren.

Baustoffe und Energieträger zugleich

Für Aminosäuren gibt es keinen spezifischen Speicherort im Körper. Stattdessen werden sie fast überall eingebaut, beispielsweise in Muskelfasern. Diese sind es auch, die zuerst als Aminosäure-Lieferant herangezogen werden, wenn die Nahrung zu wenig Protein enthält oder aber wenn eine oder mehrere bestimmte Aminosäuren fehlen. Wenn im Körper mehr Aminosäuren in Proteine eingebaut als aus diesen freigesetzt werden, spricht man von einer positiven Stickstoffbilanz. Eine negative Stickstoffbilanz ist dann erreicht, wenn genau der gegenteilige Effekt eintritt: wenn mehr Protein abgebaut als aufgenommen wird.

Wenn der Körper es nicht für nötig hält, Aminosäuren in Form von Protein anzulegen, wie es beispielsweise im Wachstum geschieht, können überschüssige Aminosäuren auch in Fett oder Glykogen umgebaut werden und somit der Energiegewinnung und Energiespeicherung dienen.

WAS KÖNNEN BALLASTSTOFFE?

Vor allem Zellulose und Lignin gehören zu den Ballaststoffen. Beides sind Bestandteile von Pflanzen und kommen somit in Gemüse, Obst und

Salaten vor. Zellulose ist der Hauptbestandteil der Zellwand von Pflanzen und kommt zu etwa 50% darin vor. Dadurch kann angenommen werden, dass Zellulose das auf der Welt am häufigsten vorkommende Polysaccharid (Vielfachzucker) ist.

Lignin dahingegen ist ebenfalls Bestandteil von pflanzlichen Zellmembranen, aber vorwiegend bei verholzten Pflanzen. Wenn also etwas hölzern schmeckt oder extrem hart ist, könnte es sein, dass Sie gerade auf Lignin herumkauen.

Natürlich gehören auch noch andere Vielfachzucker zu den Ballaststoffen und im Grunde haben sie alle dieselbe Aufgabe.

Futter für die Darmbakterien

Was beim Rind im Pansen geschieht und beim Pferd vorwiegend im Blinddarm und Dickdarm, geschieht beim Menschen ebenfalls im Dickdarm. Dort leben die guten Darmbakterien, die Mikroflora des Darmtrakts. Und diese sind – anders als der Mensch, dem die hierfür nötigen Enzyme und Verdauungsmechanismen fehlen – in der Lage, diese Ballaststoffe aufzuspalten und nutzbar zu machen. Dabei entstehen freie Fettsäuren, die dann wiederum durch die Darmzotten absorbiert werden und dem Menschen zur Verfügung stehen.

Im Magen und Dünndarm

Auch schon vor dem Dickdarm haben Ballaststoffe eine wichtige Aufgabe. Im Magen fördern sie durch das höhere Nahrungsvolumen das Sättigungsgefühl. Und im Dünndarm kann beispielsweise das Pektin die Absorption von Glucose verlangsamen und die Menge des absorbierten Cholesterins senken. Wieso dies wichtig ist, erfahren Sie weiter unten in den jeweiligen Kapiteln.

Prävention von Kolonkarzinomen

Es wird untersucht, ob die regelmäßige Aufnahme von

Ballaststoffen das Risiko für Kolonkarzinome senken kann. Dieser Mechanismus ist wohl darauf zurückzuführen, dass das erhöhte Volumen von Ballaststoffen die Darmwand im Kolonabschnitt dehnt und massiert und dadurch die Passagezeit verkürzt.

WAS KÖNNEN MENGEN- UND SPURENELEMENTE?

Die Unterscheidung von Mengen- und Spurenelementen habe ich bereits im vorherigen Kapitel besprochen. Nun sehen wir uns die verschiedenen Elemente und vor allem ihre Aufgaben einmal näher an. Alle Spuren- und Mengenelemente können sowohl unter- als auch überdosiert im Körper vorliegen und dadurch Mangel- beziehungsweise Überdosierungssymptome entwickeln. Es ist also extrem wichtig, sich über den Bedarf und den Verbrauch von Mineralien im Klaren zu sein. Ziehen Sie bei Unklarheiten und vor allem, wenn Sie eine Vorerkrankung haben, unbedingt einen kompetenten Mediziner hinzu.

Am Ende dieses Kapitels finden Sie eine Tabelle, die die wichtigsten Punkte noch mal zusammenfasst.

Calcium

Das Knochenmineral Calcium gehört zu den Mengenelementen. Calcium liegt zu 99 Prozent im Skelettsystem vor und sorgt dort mit einigen anderen Faktoren für die Festigkeit unseres Skelettsystems. Nur ein Prozent des im Körper vorhandenen Calcium schwimmt im Blut und befindet sich im übrigen Gewebe. Calcium wird ständig aus dem Knochen resorbiert und wieder eingelagert. Zu diesem Zweck ist unter anderem Vitamin D nötig. Dies können Sie im Kapitel „Was können Vitamine?“ nachlesen.

Das frei zirkulierende Calcium ist unter anderem wichtig für die Blutgerinnung, die Erregbarkeit des Herzmuskels und der Nerven allgemein und wird für eine Reihe Enzymaktivitäten benötigt. Auch die Niere benötigt Calcium und in der Muskulatur ist es für die Erregbarkeit und Erholungsperiode essenziell.

Es kann auch zu einer zu hohen Menge an frei zirkulierendem Calcium kommen. Dies ist beispielsweise der Fall, wenn das Calcium durch eine Fehlfunktion der Nebenschilddrüse aus den Knochen abgebaut wird. Dies äußert sich unter anderem durch Übelkeit, Verstopfung, Blähungen, Muskelschwäche, Nierensteinbildung und Herzbeschwerden.

Bedarf:
1 - 1,2 g täglich

Ein Mangel an Calcium löst die sogenannte Osteoporose aus. Doch wie bei den meisten Zivilisationserkrankungen ist nicht eine Ursache allein für die Erkrankung verantwortlich. Osteoporose ist zumeist darauf zurückzuführen, dass zu viel tierisches Protein aufgenommen wird und der Körper gleichzeitig unter zu wenig Bewegung und zu wenig Sonnenlicht leidet. Dadurch gerät das Calcium-Phosphor-Verhältnis aus dem Gleichgewicht und es kommt über kurz oder lang zu einer Entmineralisierung der Knochen.

Daneben hemmen Cortison (körpereigenes, aber auch durch Medikamente zugeführtes Cortison), Koffein, Alkohol, Phosphate (z.B. in Softdrinks) und Oxalsäure die Calcium-Aufnahme. Anregend auf die Calcium-Absorption aus dem Darm wirken unter anderem die männlichen Geschlechtshormone (Testosteron), aber auch Vitamin D spielt eine entscheidende Rolle.

Chlor

Auch Chlor gehört zu den Mengenelementen. Vielleicht ist Ihnen Chlor als Partner bei der Knallgasreaktion, einer beeindruckenden Vorführung aus dem Bereich der Chemie, bekannt. In dieser Form, also gasförmig, liegt es im menschlichen Körper allerdings nicht vor. Stattdessen ist es im Körper in Form des Chlorsalzes Chlorid und vor allem mit

Natrium verbunden als Natriumchlorid, NaCl oder auch Kochsalz zu finden.

Chlorid ist gemeinsam mit Natrium für den Flüssigkeitshaushalt zuständig und sorgt für den richtigen osmotischen Druck, sodass die Zellen optimal funktionieren können. Auch der Säure-Base-Haushalt wird von Chlorid mit beeinflusst.

Ein Mangel an Chlor ist praktisch nur dann zu erwarten, wenn der Patient unter starkem Erbrechen leidet, da sich Chlorid als Bestandteil der Salzsäure im Magen befindet.

Chrom

Chrom, ein Spurenelement, ist vor allem in Zusammenhang mit Insulin im Gespräch, da es das Insulin aktivieren kann. Gemeinsam mit Magnesium fördert es die Aufnahme von Zucker in die Zellen und den Abbau von Glykogen in der Leber. Auch in der Regulation des Cholesterinspiegels und der Verteilung von unerwünschtem und erwünschtem Cholesterin spielt Chrom eine entscheidende Rolle. Die Bioverfügbarkeit von Chrom ist recht gering. Hier kann Vitamin C Abhilfe schaffen, welches die Verwertbarkeit von Chrom steigert.

Bedarf:
30 – 100 µg täglich

Eisen

Eisen gehört zu den Spurenelementen und kommt unter diesen mengenmäßig am häufigsten im Körper vor. Dies liegt vor allem daran, dass es in den Erythrozyten, den roten Blutkörperchen, in Form des Hämoglobins, des roten Blutfarbstoffs, eingebaut wird. Dieses wird benötigt, um Sauerstoff zu transportieren und diesen von der Lunge in alle Gewebe und Organe des Körpers zu schaffen.

Außerdem ist Eisen Bestandteil verschiedener Enzyme, die den

Energiestoffwechsel steuern.

Eine Überdosierung kann bei der genetisch bedingten Stoffwechselstörung Hämochromatose zur Ablagerung von Eisen in Körpergeweben führen. In diesem Fall sollten keine Zusatzpräparate eingenommen werden, die Eisen enthalten.

Eisen kommt in pflanzlichen und tierischen Nahrungsmitteln vor, wobei die Resorption aus tierischer Nahrung für den Körper einfacher ist, da es dort bereits an den Blutfarbstoff Hämoglobin gebunden vorliegt – eine Speicherform, die der menschliche Körper kennt und selbst nutzt.

Nicht-Häm-Eisen ist Eisen, welches aus pflanzlicher Nahrung kommt und nur zu unter 10 Prozent im Darm aufgenommen wird. Das an das Hämoglobin gebundene Eisen weist eine Resorptionsrate von 12 bis 20 Prozent auf.

Wenn Sie pflanzliche Kost bevorzugen, gibt es einige Tipps und Tricks, wie Sie die Eisenresorption aus der Nahrung fördern können. Kombinieren Sie hierzu Reis oder Brot mit Bohnen und nehmen Sie ein besonders Vitamin C- haltiges Lebensmittel (oder einen Saft) hinzu. Schwarztee hemmt die Eisenaufnahme, Brennnessel-Tee hingegen ist ein adäquater Eisenlieferant.

Bedarf:
10 – 15 mg täglich

Beachten Sie, dass die Zufuhr von Nitrat und Nitrit, wie es beispielsweise in gepökeltem oder geräuchertem Fleisch und Fisch vorkommt, das Eisen im Hämoglobin oxidieren kann. Das dabei entstehende Methämoglobin kann keinen Sauerstoff mehr binden. Dies ist vor allem für Kleinkinder gefährlich und kann bis zur Zyanose führen.

Fluor

Fluor ist ein Element, das nicht uneingeschränkt zu den Spurenelementen gezählt werden darf, da es hoch toxisch wirkt. Die Aufnahme von

Kalium

Kalium gilt als wichtigstes intrazelluläres Mengenelement. Es ist vor allem dort essenziell, wo Erregung übertragen wird, um beispielsweise Muskeln anzuregen. Deshalb ist es in Muskelzellen, Herzmuskelzellen, im Gehirn und auch in der Leber erforderlich. Kalium reguliert gemeinsam mit den anderen Elektrolyten außerdem den Wasserhaushalt und das Säure-Base-Gleichgewicht.

Das wichtigste andere Mengenelement, das mit Kalium interagiert, ist Natrium. In diesem Fall liegt Kalium zu über 90 Prozent innerhalb der Zelle vor, Natrium hingegen außerhalb der Zelle. Durch eine Veränderung der Konzentration, die beispielsweise erfolgt, wenn Kanälchen geöffnet werden, die sich in der Zellmembran befinden, kann ein elektrischer Nervenimpuls in die Zelle eingehen. Dieser regt beispielsweise die Herzmuskelzellen zur Kontraktion und das Herz zum Schlagen an.

Bei starken Kaliumverlusten kann dieses empfindliche Gleichgewicht gestört werden, was bis hin zu Herzrhythmusstörungen und Herzstillstand führen kann. Für die Herzgesundheit ist jedoch nicht nur Kalium wichtig, sondern auch Magnesium. Die Elektrolyte Kalium, Magnesium und Natrium sollten also immer bedarfsdeckend aufgenommen werden.

Kalium ist also bedeutsam für das gesamte Herz-Kreislauf-System. Zudem hat es Einfluss auf die Aktivierung von Hormonen und Enzymen, auf den Säure-Base- und den Wasserhaushalt, auf die Nervenzellen und auf die Muskulatur (Skelett- und Herzmuskulatur gleichermaßen). Kalium ist beispielsweise in Sojamehl, Linsen, Feldsalat, Bananen, Karotten, Sonnenblumenkernen und Rosinen enthalten.

Bedarf:
4.000 - 5.000 mg
täglich

Kobalt

Kobalt ist für den Menschen nicht als klassisches Spurenelement wichtig, sondern in seiner ionisierten Form als Co^{2+}-Ion. In dieser Form bildet es das Zentralatom des überlebenswichtigen Vitamin B12, auch Cobalamin genannt. Hierzu erfahren Sie mehr im Kapitel „Was können Vitamine" unter dem Unterpunkt „Vitamin B12".

Kupfer

Kupfer ist ein Spurenelement, das vor allem in der Leber gespeichert wird. Es wird in bestimmte Enzyme und Proteine eingebaut und ist unter anderem wichtig für die Häm-Biosynthese und damit die korrekte Funktionsweise der Erythrozyten.

Auch für die Pigmentbildung von Haut und Haaren ist Kupfer verantwortlich und unterstützt die Bildung von Skelett- und Bindegewebe. Auch das zentrale Nervensystem (ZNS) und das Immunsystem sind auf Kupfer angewiesen. Kupfer kann jedoch auch überdosiert werden. Symptome einer Kupferintoxikation sind Müdigkeit, Nervosität, Migräne und Schlafstörungen.

> Bedarf:
> 1 - 1,5 mg täglich

Magnesium

Auch das Mengenelement Magnesium ist wichtig für die Gesundheit von Knochen und Zähnen. Gemeinsam mit Calcium und Phosphor ist es am Aufbau und Erhalt dieser mineralisierten Strukturen beteiligt. Außerdem ist es wichtig für die Zellstabilität und steuert die Muskel- und Nervenfunktionen. Nach derzeitigem Kenntnisstand benötigen insgesamt über 300 Enzyme Magnesium für eine korrekte Funktion.

Magnesiummangel hängt eng zusammen mit Arthrose, Schmerzen, Herz-Kreislauf-Erkrankungen und Muskelkrämpfen. Auch eine schlechte Wundheilung und Störungen des vegetativen Nervensystems können bei Magnesiummangel auftreten. Eine langfristige Einnahme von

> Bedarf:
> 300 – 400 mg
> täglich

Magnesium in Form von Magnesiumchlorid kann Schwindel auslösen und die Aufnahme von bestimmten Medikamenten im Magen-Darm-Trakt hemmen. Sprechen Sie in diesem Fall zuerst mit Ihrem behandelnden Arzt, ob die Einnahme von Magnesium zu Wechselwirkungen mit anderen Medikamenten führen kann.

Mangan

Mangan zählt ebenfalls zu den Spurenelementen. Diesem Element wird eine hohe Bedeutung als Cofaktor für verschiedenste Stoffwechselprozesse zugesprochen. Unter anderem greift es in den Fettstoffwechsel ein, ist am Abbau von Fetten und Aminosäuren beteiligt. Außerdem ist es wichtig für die Sekretion von Insulin, den Knochenaufbau und die Herstellung verschiedener Botenstoffe wie Melanin und Dopamin. Der Körper braucht Mangan auch dazu, um Vitamin B1 zu verwerten.

Bedarf:
2 – 5 mg täglich

Molybdän

Dieses Spurenelement wird im Körper vor allem als unterstützender Co-Faktor für verschiedene Enzyme benötigt, die stickstoff- und schwefelhaltige Verbindungen verstoffwechseln. Ein Mangel könnte mit unspezifischen Symptomen wie Erregbarkeit, Nachtblindheit, Kurzatmigkeit oder Juckreiz einhergehen. Dennoch sind Mangelzustände von Molybdän selten.

Bedarf:
50 – 100 µg täglich

Natrium

Dies ist ein weiteres Mengenelement und Elektrolyt. Natrium ist genau wie Kalium an der Aufrechterhaltung des Wasserstoffwechsels und des Säure-Base-Gleichgewichts beteiligt. Es regelt den osmotischen Druck, die Resorption von Nährstoffen und die Nerven- und Muskelfunktionen.

Natrium wird zumeist in Form von Kochsalz (Natriumchlorid, NaCl) aufgenommen. Dieses Kochsalz wird resorbiert, gelangt in den Blutstrom und wird zum Magen transportiert. Die dort ansässigen Belegzellen bilden mit diesem Kochsalz die Salzsäure, die Magensäure, ohne die die Verdauung nicht funktionieren würde.

Bedarf:
5 - 6 g täglich

Mangelsymptome können Kopfschmerzen, ein niedriger Blutdruck, Verwirrung, Schwindel oder auch Krampfanfälle sein. Letztere sind Ausdruck eines sehr starken Elektrolyt-Verlustes, der beispielsweise bei schwerem Durchfall und Erbrechen oder großflächigen Verbrennungen, bei denen ebenfalls Elektrolyte verloren gehen, droht.

Da die meisten Menschen aufgrund eines zu hohen Fast Food- Konsums und der zu exzessiven Verwendung von Kochsalz mit Natriumchlorid eher überversorgt sind, ist die Gefahr der Überdosierung eher gegeben. Ein Zusammenhang mit Bluthochdruck, Herz-Kreislauf-Erkrankungen und Osteoporose wird zwar diskutiert, ist aber bisher nicht bestätigt worden.

Nickel

Nickel wird allgemein nicht zu den essenziellen Spurenelementen gezählt. Dennoch wird es vom Körper in gewissen, sehr geringen Dosen, benötigt. Es sorgt für eine physiologische Blutgerinnung, ist an der reibungslosen Verdauung beteiligt und ist wichtig für eine Reihe weiterer Funktionen, die durch Enzyme gesteuert werden. Eine Empfehlung der täglichen Aufnahme gibt es nicht, es wird weithin davon ausgegangen, dass genügend Nickel in der Nahrung vorhanden ist, um den minimalistischen Bedarf zu decken.

Nickel gilt allerdings auch als Kontaktallergen und kann, wenn es in Modeschmuck vorkommt, Hautreizungen verursachen.

Phosphor

Phosphor kommt in Form von Calciumphosphat, dem Salz des Phosphors, als Bestandteil der Knochen vor und sorgt für einen reibungslosen Knochenstoffwechsel. Hierbei ist vor allem das Calcium-Phosphor-Verhältnis zu beachten.

Bedarf:
800 - 1.200 mg
täglich

Phosphor ist jedoch nicht nur für die Knochen wichtig. Es ist auch am Energiestoffwechsel beteiligt und ist für die Tätigkeit von Muskulatur und Gehirn von Bedeutung.

Phosphor besitzt von der Industrie weit genutzte Eigenschaften. Da es beispielsweise als Konservierungsstoff, Stabilisator, Emulgator oder Säuerungsmittel (in Cola) eingesetzt wird, ist die Aufnahme von Phosphor bei einseitiger Ernährung meist zu hoch. Das Calcium-Phosphor-Verhältnis sollte stets bei 1:1 stehen. Tatsächlich übersteigt die Phosphor-Aufnahme dies oftmals um das Doppelte.

Zu viel Phosphor kann dazu führen, dass die Gewebe an Calcium verlieren, was natürlich – da der Großteil beider Elemente in den Knochen zu finden ist – in Knochenerkrankungen wie Osteoporose mündet. Der Verzehr von tierischen Produkten sollte auch deshalb nicht ausschließlich und nicht übermäßig sein. Eine ausgewogene Ernährung ist wieder einmal die beste Prophylaxe.

Schwefel

Schwefel stinkt nach faulen Eiern – und ist trotzdem unabdingbar für den Körper. Dieser benötigt den Schwefel als Antioxidans und als Unterstützung für die beiden Vitamine E und C. Seine antioxidative Wirkung entfaltet Schwefel vor allem im Blut und schützt die dortigen Bestandteile vor Oxidation.

Die Aufnahme von Schwefel erfolgt über die Aufnahme von Protein, da einige der darin enthaltenen Aminosäuren Schwefelatome beinhalten. Dadurch ist ein Schwefelmangel nahezu ausgeschlossen und keine Symptome dahingehend bekannt.

Selen

Das Spurenelement Selen ist wichtig für die gesunde Funktion von Nerven und Muskulatur. Außerdem ist es Bestandteil eines Antioxidationssystems, welches innerhalb der Zelle arbeitet und dort Radikale entgiftet, ehe diese die Zelle schädigen können. Radikale entstehen laufend im Stoffwechsel, was als vollkommen normal anzusehen ist. Näheres hierzu finden Sie im Kapitel „ROS und oxidativer Stress". Auch für die Stärkung des Immunsystems und die Bildung der Schilddrüsenhormone wird Selen benötigt. Außerdem ist es Bestandteil einiger überlebenswichtiger Enzymsysteme des Körpers. Auch zur Entgiftung von Schwermetallen kann Selen beitragen und kann zudem verschiedene Autoimmunkrankheiten wie Multiple Sklerose positiv beeinflussen.

Bedarf:
30-70 μg täglich

Dennoch ist der Ruf des Selens nicht der beste. Vielleicht haben Sie auch dieses leise Bedenken im Hinterkopf, dass Selen bei Überdosierung doch hochtoxisch wirkt. Ja, bei einer langfristigen Überdosierung können Hautrötungen bis hin zu Hautschwellungen, Erbrechen und Durchfall sowie Haarausfall auftreten. Doch Hand aufs Herz – jedes der hier genannten Mineralien und auch so gut wie alle Vitamine können bei einer Überdosierung toxisch wirken und teils schwere Symptome hervorrufen. Jedoch ist ein Mangel oft mit ebenso dramatischen Einbußen der Gesundheit verbunden.

Wenden Sie sich bei Bedenken vertrauensvoll an einen kompetenten Mediziner, Ernährungswissenschaftler oder Apotheker.

Silizium

Das Spurenelement Silizium macht seinem Namen alle Ehre und

kommt im menschlichen Organismus wirklich nur in sehr geringen Spuren vor. Wichtig ist es dennoch als Bestandteil von Knorpel, Haut und Bindegewebe, da es diese elastisch und fest zugleich erhält.

Daher zeigt sich ein möglicher Siliziummangel durch chronische Hautkrankheiten wie Ekzeme und Juckreiz. Brüche Nägel und Haare können ebenfalls ein Hinweis auf einen Silizium-Mangel sein.

Hervorragend für die Aufnahme von Silizium eignen sich Tees, die aus Ackerschachtelhalm oder Brennnesseln aufgebrüht wurden.

Vanadium

Vanadium ist ein recht neu entdecktes Spurenelement, welches im Allgemeinen als nicht-essenziell angesehen wird. Im Gespräch ist es durch seinen Einfluss auf den Insulinwert. Vanadium fördert die Glykogenaufnahme in die Leber und senkt somit den Zuckergehalt im Blut.

Zink

Nach Eisen kommt Zink am häufigsten unter den Spurenelementen vor. Auch Zink ist Bestandteil vieler Enzyme und beteiligt sich so am Stoffwechsel von Proteinen, Kohlenhydraten und Fetten. Es ist wichtig für das Immunsystem und die Hautgesundheit und stabilisiert Zellmembranen. Zudem hat es antioxidative Wirkung, kann die Schwermetallausleitung unterstützen und den Säure-Base-Haushalt regeln.

Insgesamt ist Zink für über 200 Enzyme ein essenzieller Co-Faktor und ist vor allem in der Skelettmuskulatur, in Haut, Nägeln und Haaren und auch in der Bauchspeicheldrüse enthalten. Dort wird Insulin als Insulin-Zink-Komplex gespeichert und bei Bedarf freigesetzt. Auch am Wachstum und an der Zellreifung ist Zink beteiligt und schützt die Zellmembranen. Ein Zinkmangel kann bei hoher Aufnahme von Eisen oder Kupfer entstehen. Andersherum kann die

Bedarf:
10 mg täglich

Supplementierung hoher Zinkdosen einen Eisen- oder Kupfermangel hervorrufen.

Kurzzusammenfassung in Tabellenform

Mineral	Funktionsbereiche	Mangelerscheinungen	Vorkommen in Lebensmitteln, absteigende Konzentration
Calcium	Knochenaufbau, Muskeltätigkeit, Nervenleitung	Krämpfe, schlechte Mineralisierung der Knochen, nervliche Erregbarkeit	Sesamsamen, Parmesan, Emmentaler, Sojabohnen, Ölsardinen, Petersilie, Nüsse, Milch, Spinat, Fleisch, Bananen
Chlor	Bestandteil in Blut und Magensäure, Hormontransport	Wachstumsstörungen, Herzrhythmusstörungen, Verdauungsbeschwerden, Störungen im Säure-Base-Haushalt	Kochsalz
Chrom	Senkt den Cholesterinspiegel	Chronische Müdigkeit, schlechte Einstellbarkeit bei	Bierhefe, Melasse, Schweinefleisch, Vollkornbrot, Hühnerfleisch

		Typ I- Diabetes	
Eisen	Sauerstofftransport, Enzymbestandteil, Neurotransmittersynthese, Hämoglobinbildung	Anämie, schlechte Hautdurchblutung, Antriebsschwäche, Infektanfälligkeit	Schweineleber, Austern, Sesam, Sojamehl, Brennnessel, Sonnenblumenkerne, Mandeln, Haferflocken, Vollkornbrot, Fleisch, Milch
Fluor (Achtung: giftig)	Karieshemmende Wirkung	Zahnschäden; *schädlich bei dauerhafter Supplementierung*	
Jod	Schilddrüse	Hypothyreose, Wachstumsbeeinträchtigung, Fehlgeburten	Meeresalgen, Fisch, Meeresfrüchte, jodiertes Speisesalz
Kalium	Kohlenhydratstoffwechsel, Flüssigkeitshaushalt, Nervenimpulse, Säure-Base-Gleichgewicht, Muskelkontraktionen,	Neigung zu Krämpfen, Darmträgheit, Herzrhythmusstörungen, Müdigkeit, niedriger Blutdruck	Sojamehl, weiße Bohnen, Mandeln, Linsen, Rosinen, Sonnenblumenkerne, Datteln, Spinat, Roggen, Feldsalat, Banane

	Enzymbestand-teil		
Kupfer	Herz-Kreislauf-Regulation, Enzymbestandteil, Farbpigment von Haut und Haar, Immunsystem	Krämpfe, Koliken, Nervosität, Müdigkeit, Migräne, Schlafstörungen, Entzündungsprozesse	Portwein, Rinderleber, Sonnenblumenkerne, Austern, Hülsenfrüchte, Haselnüsse
Magnesium	Energiestoffwechsel, Muskeln, Nerven, Immunsystem, Enzymbestandteil, Hormontransport	Muskelkrämpfe, Herzbeschwerden, Konzentrationsschwäche, Depressionen, Übelkeit und Erbrechen	Weizenkleie, Sonnenblumenkerne, Nüsse, Mandeln, Gerste, Schokolade, Spinat
Mangan	Stoffwechsel, Cholesterinaufbau, Blutgerinnung, Neurotransmitterbildung, Co-Enzym	Asthma, Diabetes, Osteoporose, Wachstumsstörungen	Weizenkeime, Haselnüsse, Haferflocken, Sojamehl, Mandeln, weiße Bohnen
Molybdän	Enzymtätigkeit, Abbau schwefelhaltiger Aminosäuren	Haarausfall, Müdigkeit, Karies, Nierensteine,	Sojamehl, Rotkohl, Dill, Petersilie, weiße Bohnen, Kartoffeln, Reis, Spinat

		Fruchtbarkeitsstörungen	
Natrium	Elektrolyt in allen Körpersäften, Säure-Base-Haushalt, Flüssigkeitshaushalt	Kopfschmerzen, niedriger Blutdruck, Verwirrung, Schwindel, Krampfanfälle	Fertigprodukte enthalten mehr NaCl; Rohstoffe wie Kartoffeln, Gemüse, Obst enthalten weniger Salz
Nickel	Verdauung, Blutgerinnung	Keine bekannt	Getreideprodukte, Nüsse, schwarzer Tee, Kakao
Phosphor	Skelettsystem, Stoffwechsel, Muskeltätigkeit, Knochen, Nervenimpulse	Wachstumsstörungen, Skelettdeformationen	Milch, Eier, Fisch, Geflügel, Hülsenfrüchten, Getreide, Haferflocken, Kakao, Mandeln
Schwefel	Antioxidans, Bindegewebe, Haut, Galle	Keine bekannt	Schweinefleisch, Hartkäse, Haselnuss, Lachs, Reis
Selen	Antioxidans, aktiviert Schilddrüsenhormone, stärkt Immunsystem, Muskulatur	Autoimmunerkrankungen, Muskelschwäche	Paranüsse, Hering, Thunfisch, Sojabohne, Vollkornbrot, weiße Bohnen, Milchprodukte

Silizium	Bindegewebe, Haut, Knochen	Nagelbrüchigkeit, Haarausfall, Osteoporose	Hafer, Hirse, Gerste, Kartoffeln, Weizenvollkornbrot, Spinat, Birne
Vanadium	Einfluss auf Insulinwirkung, fördern Glykogenaufnahme	Keine bekannt	Buchweizen, Speiseöl, Hülsenfrüchte, Nüsse
Zink	Stoffwechsel, Abwehrkräfte, Haut	Abwehrschwäche, Ekzeme, trockene Haut, brüchige Nägel, Depression, Wachstumsstörungen	Weizenkleie, Schweineleber, Austern, Linsen, Erbsen, Bohnen, Mais

WAS KÖNNEN VITAMINE?

Die in die Gruppe der B-Vitamine eingeordneten Vitamine werden im Stoffwechsel vor allem dazu benötigt, Coenzym-Funktion bei Stoffwechselreaktionen zu liefern. Dies bedeutet, ohne Vitamine können manche lebenswichtigen Vorgänge nicht mehr richtig oder im schlimmsten Fall gar nicht mehr ablaufen und der Organismus wird krank. Trotz der überlebenswichtigen Funktion haben die meisten höheren Organismen, zu denen auch der Mensch zählt, die Fähigkeit verloren, Vitamine selbst herstellen zu können, wie dies zum Beispiel viele Bakterien können. Dadurch zählen die Vitamine zu den essenziellen Substanzen, die durch die Nahrung aufgenommen werden müssen. Die Vitamine, die nicht in die B-Gruppe gehören, haben keine Carrier- oder Coenzym-

Funktion, sind aber dennoch überlebenswichtig.

Vitamin A

Vitamin A wird auch Retinol genannt und gehört zur Gruppe der fettlöslichen Vitamine. Es hat keine Carrier- Funktion. Es ist beteiligt am Sehvermögen, wichtig im Wachstum und bei der Fortpflanzung.

Vitamin A ist die Vorstufe eines wichtigen Moleküls, das in die Sehpigmente eingebaut wird. Hier ist es vor allem für die Empfindung von Licht und dessen Umwandlung in Nervenimpulse nötig. Ein Mangel kann demnach zu Nachtblindheit führen.

Vitamin A kommt ausschließlich in tierischen Produkten vor, also in Fleisch, Fisch, Milch oder Eiern. Allerdings besitzt der Mensch als „Allesfresser" die Fähigkeit, aus der Vorstufe des Vitamin A, dem Carotin, das Vitamin A selbst herzustellen. Und dieses Carotin, allen voran das Beta-Carotin, ist in vielen Gemüsen und Salaten enthalten. Der wohl bekannteste Beta-Carotin-Spender mag die Karotte sein – die Namensähnlichkeit ist unverkennbar. Doch auch viele andere grün bis rotorange gefärbten Gemüse und Salate besitzen diese gelben bis gelbroten Farbstoffe, die sogenannten Carotine, und sind damit wichtige Lieferanten von Vitamin A.

Tiere, die sich ausschließlich über die Aufnahme von Fleisch ernähren, beispielsweise die Katze, besitzen nicht die Fähigkeit, Carotin zu Vitamin A umzubauen und sind somit auf die Zufuhr von Vitamin A direkt aus ihrer Nahrung angewiesen.

Als fettlösliches Vitamin wird die Gallenflüssigkeit benötigt, um Vitamin A aus dem Darm zu resorbieren. Galle wird aber vorwiegend nur dann ausgeschieden, wenn der Darmtrakt das Signal sendet, dass es hier fetthaltige Nahrung zu verdauen gibt. Deshalb sollten gute Öle und Fette Bestandteil der gesunden Ernährung sein, sodass das Beta-Carotin aus der Karotte nicht ungenutzt den Darm passiert.

Auch für die Schilddrüse ist Vitamin A indirekt wichtig, da es dabei hilft, eine unausgeglichene Schilddrüse, die eine Überfunktion (Hyperthyreose) oder Unterfunktion (Hypothyreose) hat, wieder zu harmonisieren.

Vitamin A hält außerdem Haut und Schleimhäute gesund. Es macht die Haut widerstandsfähiger und geschmeidiger, hemmt Entzündungen und unterstützt die Wundheilung. Über die Gesunderhaltung der Schleimhäute schützt Vitamin A vor dem Eindringen pathogener Mikroorganismen wie Viren oder Bakterien. Und zu guter Letzt benötigt die Synthese von Testosteron und Östrogen ebenfalls Vitamin A.

Bedarf:
Der Tagesbedarf von Vitamin A liegt bei 1 mg Retinol Dies entspricht:
6 mg Beta-Carotin
1.000 RE (Retinol-Äquivalenten)
3.330 IE (Internationalen Einheiten)

100 g frische Karotte enthalten bereits 1.000 RE und decken den Tagesbedarf eines normalen Erwachsenen. Erhöhter Bedarf besteht während der Schwangerschaft, aber auch bei regelmäßiger, langer Bildschirmarbeit oder bei Empfindlichkeit gegen helles Sonnenlicht, da dann Vitamin A vermehrt verbraucht wird. Die folgende Tabelle zeigt den Vitamin-A-Gehalt in je 100 Gramm einiger ausgewählter Lebensmittel

Lebertran	20.000 RE
Rinderleber	8.000 RE
Karotte (roh)	1.000 RE
Grünkohl	800 RE
Butter	800 RE

Spinat/Feldsalat	600 RE
Brokkoli	300 RE
Milch	40 RE

Bei ausgewogener Ernährung ist ein Vitamin-A-Mangel beim gesunden Menschen kaum zu erwarten. Da außerdem die Gefahr der Überdosierung besteht, sollte auf die Einnahme von synthetischen Vitamin A-Präparaten verzichtet werden, sofern diese nicht vom Arzt verordnet und streng kontrolliert werden. Ein besserer Weg, wie Sie sich ungefährlich mit Vitamin A versorgen können, ist die gesunde und ausgewogene Ernährung, da die Beta-Carotine nur so lange zu Vitamin A umgebaut werden, wie der Körper einen Bedarf hat.

Vitamin K

Es ist recht schwierig, einen gesicherten Tagesbedarf für Vitamin K anzugeben, da dieses Vitamin zum Großteil von der eigenen Darmflora synthetisiert wird und die Zufuhr durch die Nahrung somit vermutlich nicht die entscheidende Rolle spielt. Deshalb ist im Normalfall – bei gesundem Darm und funktionierender Darm-Mikroflora – bei Erwachsenen nicht mit einem Vitamin-K-Mangel zu rechnen.

Die Hauptaufgabe von Vitamin K ist die Koagulation, also die Gerinnung, des Blutes. Bei unspezifischen Blutungen, beispielsweise Nasenbluten oder Blutungen unter der Haut (Petechien), kann die Ursache in einem Vitamin-K-Mangel liegen. Als Richtwert gilt, dass 1 µg pro Kilo Körpergewicht täglich verzehrt werden sollte. Hierzu sind vor allem fermentierte Produkte wie Sauerkraut zur Versorgung mit Vitamin K geeignet. In 100 Gramm

Bedarf:
Je nach Umfang der Eigensynthese liegt der Tagesbedarf bei 10 - 80 µg.

Sauerkraut sind 800 µg Vitamin K enthalten, gefolgt von Huhn mit 470 µg und Rosenkohl sowie Spinat mit 450 µg pro 100 g.

Vitamin D

Auch Vitamin D ist ein fettlösliches Vitamin. Es wird vom Körper durch die Sonneneinstrahlung auf die Haut teils selbst gebildet. Dennoch reicht diese Form der Herstellung oft nicht aus, um den Bedarf an Vitamin D zu decken.

Vitamin D wird vor allem im Knochenstoffwechsel benötigt. Dort wirkt ein Metabolit (also ein aus Vitamin D gebildetes Molekül) als Hormon und kann den Stoffwechsel von Calcium und Phosphor steuern. Ein Mangel sorgt beim noch wachsenden Menschen zu mangelhafter Knochenbildung (Rachitis) und bei Erwachsenen zur Knochenerweichung (Osteoporose und Osteomalazie).

Die Ausgangsstoffe zur Vitamin-D-Synthese werden im Darm aufgenommen und über Lichteinfall in der Haut aktiviert. Mehrere Syntheseschritte, die über die Leber, die Nieren und die Galle ablaufen, resultieren im Hormon Cholecalciferol (auch D3 genannt). Vitamin D kann in dieser Form den Calcium-Phosphat-Haushalt regulieren. Es sorgt einerseits dafür, dass Calcium aus dem Darm aufgenommen und in die Knochen eingelagert wird. Ist zu wenig Calcium im Blut, kann es dieses aber auch aus den Knochen mobilisieren und ins Blut abgeben.

Die Überdosierung von Vitamin D durch die Gabe von synthetischen Vitamin-Präparaten kann schnell zur Verkalkung von Nieren, Herzkranzgefäßen und auch anderen Gefäßen führen und Arteriosklerose begünstigen. Eine Supplementierung sollte also nur bei einem echten Mangel – und nicht auf Verdacht – durchgeführt und streng überwacht werden. Als natürliche Vitamin-D-Quelle eignen sich Lebensmittel wie

Bedarf:
Für Erwachsene ist der Tagesbedarf mit 5 µg angegeben.

Lebertran mit 150 µg/ 100 g, Lachs mit 22 µg/100 g und Avocado mit 5 µg/100 g. Setzen Sie sich zusätzlich vor allem in den Sommermonaten hinaus in die Sonne - Sonnenbrandprophylaxe nicht vergessen - und lassen Sie die UV-Strahlung das Vitamin D in Ihrer Haut bilden.

Vitamin E

Als hochpotentes Antioxidans kann Vitamin E reaktive Sauerstoffspezies (mehr dazu im Kapitel: ROS und oxidativer Stress) einfangen und unschädlich machen, bevor diese hochaggressiven Moleküle die Zellmembranen angreifen und zerstören können. Somit sorgt Vitamin E für gesunde Zellen, die ungestört und mit voller Leistung arbeiten können. Dies ist oft gerade bei den Keimzellen zuallererst bemerkbar. Genauer bedeutet das: Vitamin E kann die Spermienqualität verbessern und die Spermien leistungsfähig halten.

Hinter dem Begriff Vitamin E verbirgt sich die Gruppe der Tocopherole. Diese Stoffe, die vor allem in pflanzlichen Ölen, Nüssen und in Getreide vorkommen, sind hochpotente Antioxidantien und schützen - da Vitamin E ebenfalls fettlöslich ist - vor allem die mehrfach ungesättigten Fettsäuren vor Oxidation durch freie Radikale. Auch Vitamin A und die Beta-Carotine werden durch Vitamin E vor Oxidation geschützt.

In seiner Tätigkeit als Antioxidans schützt Vitamin E zudem Hormone, Enzyme und Zellwände, insbesondere Strukturen, die mit der Fortpflanzung zusammenhängen. Deshalb wird Vitamin E auch als „Fruchtbarkeitsvitamin" bezeichnet.

Bedarf:
Die Empfehlungen schwanken von 3 bis 17 mg täglich.

Als gute Vitamin E-Quelle gelten Nüsse (25,2mg/100g), Salate, Fenchel und Schwarzwurzel. Auch in Pflanzenölen, vor allem im Weizenkeimöl, ist viel Vitamin E enthalten. Da in diesen hochwertigen Ölen aber auch viele ungesättigte Fettsäuren enthalten sind, wird Vitamin E für deren Schutz benötigt und der Verkehr dieser Öle steigert den Bedarf. Neben dem starken Konsum von mehrfach ungesättigten Fettsäuren ist auch bei Ausdauersportarten der Bedarf an Vitamin E erhöht. Bei der Supplementierung von Vitamin E sollte darauf geachtet werden, dass es sich um natürliches Vitamin E handelt. Dieses kann vom Körper deutlich besser verwertet werden als synthetisch hergestelltes Vitamin E.

Tierische Erzeugnisse sind eine eher schlechte Vitamin-E-Quelle. In diesem Zusammenhang ist es auf jeden Fall wichtig zu wissen, wie die Tiere ernährt wurden, da dies den Gehalt an Vitamin E in den Erzeugnissen stark variieren lässt.

Eine Überdosierung von Vitamin E sollte vor allem im Hinblick auf bevorstehende Geburten oder Operationen berücksichtigt werden. Grund hierfür ist, dass Vitamin E eine gerinnungshemmende Wirkung hat und somit die Blutungszeit verlängern kann. Durch diesen Effekt ist das Vitamin E sozusagen Antagonist zum Vitamin K, welches die Gerinnung fördert.

Vitamin C

Vitamin C gehört zu den wasserlöslichen Vitaminen und ist den meisten Menschen vor allem für die alljährliche Erkältungsprophylaxe bekannt. Es fungiert als Antioxidans und ist wichtig für die Kollagensynthese im gesunden Bindegewebe. Ein Mangel an Vitamin C kann, wie weiter oben schon erwähnt, die Krankheit Skorbut auslösen.

Bekannt ist Vitamin C bei den meisten unter dem Begriff Ascorbinsäure. Synthetische Ascorbinsäure wird gerne zur Haltbarmachung von Lebensmitteln eingesetzt. Dies beruht auf dem Schutz, den die Ascorbinsäure dem Lebensmittel vor dem Verderb bieten kann, indem es seine antioxidative Wirkung entfaltet.

Neben bzw. gemeinsam mit den Vitaminen A und E zählt

Bedarf:
Für Erwachsene ist der Tagesbedarf mit 100 mg angegeben.

Ascorbinsäure zu den potentesten Antioxidantien und dient dadurch dem Zellschutz vor freien Radikalen. Außerdem ist Vitamin C für die Antikörperbildung des Immunsystems essenziell und ist beteiligt am Stoffwechsel der Wachstumshormone und der Neurotransmitter Adrenalin und Noradrenalin.

Auch bei Allergien kann es wirksam eingesetzt werden, da es die Histaminwirkung abschwächen kann. Vitamin C senkt den Gehalt an frei zirkulierenden Fettsäuren im Blut und erhöht die Aufnahme von Eisen aus dem Magen-Darm-Trakt. Zusätzlich kann es bei depressiven Störungen hilfreich eingesetzt werden.

Skorbut, die sogenannte Seefahrerkrankheit, bedeutet grob übersetzt etwa „rissiger Mund". Dies deutet auf die Defekte des Bindegewebes hin. Ein Vitamin-C-Mangel verzögert die Heilung, führt zu entzündetem Zahnfleisch und greift großflächig das Bindegewebe an. Auch Infektanfälligkeit und eine schlechte Wundheilung können für einen Vitamin-C-Mangel sprechen. Frühe Anzeichen sind unter anderem Müdigkeit, Reizbarkeit und Antriebslosigkeit.

Die Erhöhung des von der D-A-CH angegebenen Tagesbedarfs bis in die Grammdosierung wird von manchen Autoren vertreten und kann – wenn es denn zuvor mit einem fähigen Mediziner durchgesprochen wurde – für viele Fälle eine sehr positive Wirkung haben.

Folgende Tabelle gibt die Dosis von Vitamin C in mg pro 100 g ausgewählten Nahrungsmittels wieder:

Acerolasaft	1.600 mg
Amalaki	1.500 mg

Hagebutte	850 mg
Sanddorn	450 mg
Schwarze Johannisbeere	190 mg
Paprika	150 mg
Brokkoli	100 mg
Banane / Apfel	12 mg

Vitamin B1

Jede einzelne Zelle des gesamten Körpers benötigt B-Vitamine – unabhängig von ihrer Lokalisation, ihrem Daseinszweck und ihrem Alter.

Das wasserlösliche Vitamin B1 wird auch als Thiamin bezeichnet und ist das erste Vitamin, welches entdeckt wurde. Dies geschah bereits im Jahr 1926. Dieses B-Vitamin ist essenziell wichtig für einen funktionierenden Zellstoffwechsel. Es steuert den Zuckerabbau, reguliert die Tätigkeit des Herzmuskels und außerdem auch die Verdauung.

Bedarf:
Der Bedarf beträgt zwischen 1,2 und 1,4 mg täglich.

Da wasserlösliche Vitamine nicht gut gespeichert werden können, ist eine regelmäßige Zufuhr sehr wichtig. Thiamin ist vor allem in der Aleuronschicht von Getreide und in dessen Keimlingen enthalten. In allen Weißmehlprodukten, bei denen die Schale nicht Teil des Mehls ist, ist der Thiamingehalt dementsprechend zu gering, um den Bedarf zu decken. Daher sind Vollkorn-Produkte bei der Ernährung zu bevorzugen.

Langfristiger Vitamin-B1-Mangel kann Nervenentzündungen (Beri-Beri) hervorrufen und den Kohlehydratstoffwechsel aus dem

Gleichgewicht bringen. Auch Herzrhythmusstörungen, Müdigkeit, Appetitlosigkeit und Verstopfung können Ausdruck eines Thiamin-Mangels sein.

Ein Mangel an Folsäure (Vitamin B9) kann einen Thiamin-Mangel begünstigen, der in diesem Fall als sekundärer Thiamin-Mangel bezeichnet wird.

In der nachfolgenden Tabelle wird der Vitamin-B1-Gehalt in mg pro 100 g des ausgesuchten Lebensmittels angegeben:

Bierhefe	12 mg
Sonnenblumenkerne	1,9 mg
Haferflocken	0,7 mg
Kartoffeln	0,3 mg
Rindfleisch	0,1 mg

Vitamin B2

Wichtig für den Zellstoffwechsel, die Zellatmung und den Energiehaushalt jeder einzelnen Zelle ist das Riboflavin, auch als Vitamin B2 bekannt. Riboflavin wird nach seiner Aufnahme in der Leber umgebaut und kann in dieser Co-Enzym-Form im Körper wirksam werden. Zusätzlich zum Energiemetabolismus wird es gemeinsam mit Vitamin A auch für einen ungestörten Sehvorgang benötigt und sorgt für gesunde Haut.

Zusätzlich wird Riboflavin benötigt, um Vitamin B6 zu aktivieren und auch, um den Umbau der Aminosäure Tryptophan in Niacin zu bewerkstelligen. Alles in allem ist B2 in mehr als 60 körpereigenen Enzymen eingebaut und so an der Zellatmung, der Eisenverwertung, der

Bedarf:
Für Erwachsene liegt der Bedarf zwischen 1,2-1,6 mg.

Blutbildung und dem Wachstum beteiligt. Wieder punktet die Bierhefe mit einem Gehalt von 4 mg/ 100 g mit dem höchsten Vitamin-B2-Gehalt. Aber auch Kalbsleber mit 2,2 mg und Weizenkeime mit 0,7 mg liegen weit vorn. Mangelzustände sind vor allem an der Schleimhaut des Mund- und Rachenraumes festzustellen. Trockene und rissige Lippen sowie Haarausfall, Konzentrationsstörungen, Sehstörungen und Anämie sind ebenfalls Anzeichen für einen möglichen Vitamin-B2-Mangel.

Rauchen, der Konsum von Alkohol, sowie ausdauernder Sport und die Antibabypille steigern den Riboflavin-Bedarf erheblich. Auch sollten Sie beim Kochen das Kochwasser bei Gelegenheit mit verwenden, da Riboflavin zwar einigermaßen hitzebeständig ist, aber ins Kochwasser übergeht und dort verbleibt.

Vitamin B3

Niacin ist der Name von Vitamin B3. In Lebensmitteln finden Sie es in zwei verschiedenen Formen. Einmal in Form der Nicotinsäure und einmal als Nicotinamid. Im Körper werden die Vorstufen dann zum B3 synthetisiert. Wenn einmal über die Nahrung nicht genug B3 zugeführt wurde, kann es der menschliche Organismus tatsächlich auch selbst herstellen. Hierzu verwendet er die Aminosäure Tryptophan unter Zuhilfenahme der Vitamine B9, B2 und B6.

Dennoch kann auch Vitamin B3 in einen Mangel geraten, der die Erkrankung Pellagra nach sich zieht. Die drei Hauptsymptome sind Dermatitis, Diarrhoe und Demenz. Um einem Mangel vorzubeugen und den Tagesbedarf zu decken, kann wieder die Bierhefe herangezogen werden, die einen Niacin-Gehalt von 6 mg/ 100 g

Bedarf:
Für Erwachsene ist der Tagesbedarf 15 – 17 mg.

aufweist. Erdnüsse mit 14 mg und Schweineleber, ebenfalls mit 14 mg/ 100 g übertrumpfen in diesem Fall jedoch die Bierhefe. Lachs und Huhn haben jeweils 7mg, Sesam und Mandeln liegen bei 5 mg, Erbsen und Avocado immerhin noch bei 2 mg Niacin/ 100 g.

Niacin ist bedeutsam für den Blutzuckerspiegel und reguliert diesen gemeinsam mit dem Spurenelement Chrom sowie mit Insulin. Auch Migräne und entzündliche Prozesse wie Arthritis können mit Vitamin-B3-Gaben behandelt werden. Die Menge des täglich aufgenommenen Niacins sollte nicht wesentlich überschritten werden, da bei Überdosierung Kribbeln, Schwindel oder Leberfunktionsstörungen auftreten können.

Vitamin B5

Vielleicht kennen Sie das Vitamin B5 unter dem Namen Pantothensäure. Dieses Vitamin wird benötigt, um ein funktionsfähiges Coenzym A zu erhalten, welches für die Herstellung von Energie aus den Nährstoffen Protein, Kohlenhydraten und Fett essenziell wichtig ist. Auch für Cholesterin, Cortison, die Bildung der Steroidhormone und im Stoffwechsel der Vitamine A und C ist Pantothensäure wichtig.

Und auch bei der Bildung des Hämoglobins ist sie nötig und hilft, den Sauerstoff aus dem Blut in die Zellen zu transportieren. Bei der Einnahme von Medikamenten hilft Vitamin B5 dabei, die Stoffwechselmetaboliten, die beim Abbau anfallen, zu entgiften.

Therapeutisch eingesetzt wird die Pantothensäure bei übermäßigem Alkoholmissbrauch, da dieser den Bedarf an nahezu allen Vitaminen stark erhöht. Auch für Menschen, die unter Arthritis leiden oder bei Kindern mit Hyperaktivität und Lernstörungen kann die Pantothensäure nützliche therapeutische Effekte haben. „Panto" ist griechisch und bedeutet „alles". Dies zeigt eindrucksvoll, dass

> Bedarf:
> Für Erwachsene beträgt der tägliche Bedarf 6 mg.

die Pantothensäure in fast allen Nahrungsmitteln enthalten ist und somit ein Mangel bei gesunder Ernährung nahezu auszuschließen ist. In der folgenden Tabelle finden sie den in Milligramm angegebenen Gehalt an Pantothensäure in jeweils 100 Gramm des ausgewählten Lebensmittels.

Rinderleber	8 mg
Hering	7,5 mg
Erdnüsse	2,6 mg
Gelbe Erbsen	2,1 mg
Sojabohnen	1,9 mg
Tomaten / Avocado	1 mg
Milch	0,3 mg

Vitamin B6

Vitamin B6 heißt auch Pyridoxin und umfasst genauer gesagt drei chemische Verbindungen. Pyridoxol (ein chemischer Alkohol), Pyridoxal (ein Aldehyd) und Pyridoxamin (ein Amin).

Seine zentrale Rolle entfaltet Vitamin B6 im Proteinstoffwechsel, kann aber darüber hinaus noch viel mehr. Beispielsweise ist es dazu in der Lage, Einfluss auf die Arterieninnenwände zu nehmen und es ist wichtig für die Umwandlung von Tryptophan zu Niacin. In über 50 Stoffwechselwegen beeinflusst es die Nervenfunktion, das Immunsystem und die Blutbildung. Pyridoxin ist in Fleisch,

Bedarf:
Für Erwachsene ist der Tagesbedarf mit 5 µg angegeben.

Fisch, Gemüse, Obst und Getreiden vorhanden. In der nachfolgenden Tabelle finden Sie den Vitamin B6 Gehalt in mg in 100 g ausgewählten Lebensmittels.

Weizenkeime	4,1 mg
Weizenkleie	2,2 mg
Lachs / Walnüsse	1 mg
Kartoffeln / Bananen	0,6 mg
Zucchini / Avocado	0,5 mg

Wenn Sie unter Schwäche, Reizbarkeit, Hautentzündungen, Anämie, Appetitlosigkeit, Depressionen oder Muskelschwund leiden, könnte dies ein Anzeichen für einen Vitamin-B6-Mangel sein.

Durch seine Rolle im Proteinstoffwechsel steigt der Bedarf an Pyridoxin an, wenn Sie viel Protein zu sich nehmen.

Vitamin B7

Vitamin B7 wurde früher als Vitamin H bezeichnet und trägt den Eigennamen Biotin. Biotin ist Ihnen vielleicht ein Begriff, wenn Sie sich mit der Gesundheit von Haut und Haar beschäftigen. Doch Biotin ist nicht nur gut für gesunde Haut und Haare wichtig, sondern hat, wie alle B-Vitamine, bedeutsame Aufgaben in enzymatischen Prozessen.

Es ist daran beteiligt, die Nährstoffe in Energie zu verstoffwechseln und spielt eine Rolle im Fett- und im Cholesterinstoffwechsel. In seiner Funktion als wichtiges Haut-Vitamin wird es von Riboflavin (B2)

Bedarf:
30 bis 60 µg werden als Tagesdosis für einen Erwachsenen angesehen.

unterstützt. Gemeinsam mit Vitamin K wird Biotin dazu benötigt, einen bestimmten Gerinnungsfaktor herzustellen. Außerdem ist es an insgesamt 60 Enzymen maßgeblich beteiligt. Ein Biotin-Mangel äußert sich in schlechter Hautgesundheit, Haarausfall, Nagelbrüchigkeit und selten zeigen sich Schwäche, Übelkeit und Depressionen.

Zu finden ist Biotin mit einer Konzentration von 100 µg/ 100 g in Bierhefe. Kalbsleber enthält 75 µg, Sojabohnen 60 µg und Erdnüsse 35 µg Haferflocken und Ei liegen bei einem Gehalt von 20 µg Biotin und in Avocado sind 16 µg enthalten. Vollmilch hat immerhin noch einen Gehalt von 3 µg, ebenso wie ungeschälter Reis und Tomaten.

Vitamin B9

Einen wahren Zungenbrecher als Namen hat das Vitamin B9. Da sich allerdings Pteroylglutaminsäure kaum jemand merken kann, ist B9 auch unter dem Namen Folsäure weitläufig bekannt. Hierbei bezeichnet Pteroylglutaminsäure die synthetisch hergestellte Form, die zur Ermittlung des Folsäure-Bedarfs herangezogen wurde. Darin ist es begründet, dass der Bedarf an Folsäure mit einigen Unsicherheiten verbunden ist.

Bedarf:
Für Erwachsene ist der Tagesbedarf mit 400 µg angegeben.

Folsäure wird für den Sauerstofftransport über die Blutbahn und die Erythrozyten benötigt. Auch für Immunsystem und Nervengewebe ist es unabdingbar und beugt typischen Herz-Kreislauferkrankungen wie dem Herzinfarkt und anderen Gefäßkrankheiten vor. Außerdem wird es benötigt, um Vitamin B12 in seine aktive Form umzuwandeln.

Bei einem Mangel an Folsäure fällt die Anämie ins Auge, die eng mit einer schnellen Ermüdung zusammenhängt. Auch in der Embryogenese, dem Wachstum des Fötus im Mutterleib, ist Folsäure extrem wichtig. So kann es bei einem Mangel zu Entwicklungsstörungen des Ungeborenen kommen. Auch Reizbarkeit, Gedächtnisschwäche, Angst und

Depressionen sind Ausdruck eines möglichen Folsäure- Mangels.

In der folgenden Tabelle finden Sie die Menge an Folsäure, angegeben in µg in je 100 g des ausgewählten Lebensmittels:

Bierhefe	800 µg
Weizenkeime	510 µg
Rinderleber	420 µg
Rote Bohnen / Kichererbsen	250 µg
Spinat / Fenchel	140 µg
Orangen / Avocado / rote Beete	65 µg

Folsäure in der Schwangerschaft:

Oftmals sind werdende Mütter stark verunsichert, ob sie genügend Folsäure aufnehmen, um den Fötus bei seiner Entwicklung ausreichend zu versorgen. Hierzu gibt es unzählige Nahrungsergänzungsmittel auf dem Markt, die in den allermeisten Fällen aber nicht notwendig sind. Haben Sie hierzu Bedenken, wenden Sie sich bitte vertrauensvoll an Ihren Arzt, der sie in dieser Thematik am besten beraten kann.

Vitamin B 12

B12 trägt den Namen Cobalamin und ist als einziges Vitamin Träger eines zentralen Metallatoms. Es ist wichtig für die Reifung der Erythrozyten (der roten Blutkörperchen) und die Bildung des Hämoglobins (des roten Blutfarbstoffes). Auch im Nervenzellstoffwechsel wird Cobalamin benötigt. Zudem findet es Verwendung bei der Bildung von Serotonin (einem Hormon), im Zellkern bei der Verdoppelung der DNA zur

Zellteilung und auch bei der Fruchtbarkeit von Spermienzellen.

Mangelsymptome des Vitamins B12 sind eng mit seiner Funktion verknüpft. So sind Reizbarkeit, Konzentrationsstörungen, Psychosen und Depressionen auf die Serotonin-Synthese zurückzuführen, die Anämie und die Bildung von unfertigen Erythrozyten wiederum auf die Rolle von Cobalamin bei der Blutbildung. Nach schweren Darmerkrankungen, bei Zöliakie oder nach Operationen, Salmonellosen und Antibiotika-Einnahme, sowie bei der Einnahme der Antibabypille kann die Aufnahme und Funktionalität von Vitamin B12 eingeschränkt werden. Außerdem ist dies aber auch bei einem Mangel von Zink, B9 und B5 der Fall. In der Literatur sind Angaben zum Vitamin-B12-Gehalt nur für tierische Lebensmittel zu finden. Hier steht die Kalbsleber mit 60 µg/ 100 g ganz oben, gefolgt von Kaninchenfleisch mit 10 µg. Es wird stark diskutiert, inwieweit die Eigensynthese durch die Darmbakterien zur Vitamin-B12-Versorgung beiträgt. Außerdem stellt man sich schon länger die Frage, ob in Gemüse, in fermentierten Produkten wie Sauerkraut und den Sojaerzeugnissen Miso, Tempeh und Tamari genug B12 vorhanden ist, um den Bedarf eines Vegetariers oder Veganers zu decken. Sicherlich eignet sich auch hier die Bierhefe als natürliche B-Vitamin-Quelle.

Bedarf:
Für Erwachsene ist der Tagesbedarf mit 3 µg angegeben.

Kurzzusammenfassung in Tabellenform

Vitamin	Funktionsbereiche	Mangelerscheinungen
B1	Nervensystem, Energiestoffwechsel	Müdigkeit, Schlaflosigkeit, Appetitlosigkeit, Störungen im Nervensystem

B2	Energiestoffwechsel, Haut, Schleimhaut	Hautveränderungen, Entzündungen Mund- und Nasen-Schleimhaut, Lichtempfindlichkeit, Anämie, Depression
B3	Haut, Nervensystem	Störungen der Haut und Schleimhaut, des Nervensystems, Appetitlosigkeit, Durchfall, Depressionen
B5	Fettstoffwechsel, Haut	Kopfschmerzen, Müdigkeit, Durchfall, Schlaflosigkeit, Immunschwäche
B6	Nervensystem, Proteinstoffwechsel	Übererregbarkeit der Nerven, gerötete, schuppige Flecken auf der Haut, rissige Mundwinkel, Anämie, Angst, Kopfschmerzen, Schlaflosigkeit
B7	Haut, Haare, Zellwachstum	gerötete Haut, spröde Haare, Müdigkeit, Depressionen, Muskelschmerzen
B9	Blutbildung, Zellwachstum	Anämie, psychische Störungen, Reizbarkeit, Störungen der Entwicklung des Fötus
B12	Blutbildung, Nervensystem	Anämie, Verwirrung, Depression, Aggression, Müdigkeit, Schlafstörungen

C	Abwehrkräfte, Leberentgiftung, Antioxidans	Skorbut, Müdigkeit, Infektanfälligkeit, Herzerkrankungen, Schlafstörungen
E	Muskeln, Zähne, Blutgerinnung, Antioxidans	Anämie, Fettstoffwechselstörungen, Nervenzelldegeneration, sinkende Spermienqualität
D	Knochen, Zähne, Immunsystem, Zellwachstum	Rachitis (im Wachstum), Knochenerweichung
K	Blutgerinnung	Störungen der Gerinnung, Blutungsneigung, Einblutungen
A	Sehvermögen, Wachstum, Synthese der Geschlechtshormone, Wundheilung, Hautgesundheit	Nachtblindheit, Hornhautschäden, Schäden an Atemwegen und Gastrointestinaltrakt, raue, juckende Haut, spröde Haare und Nägel

Cholesterin und ROS - ein kurzer Überblick

Im Stoffwechsel des Menschen entstehen laufend Produkte, die eine besondere Wirkung haben. Manche davon sind gut, ihre Wirkung wird als positiv bezeichnet. Andere wiederum sind hochtoxisch und werden durch Leber und Niere ausgeschieden. Doch selten ist ein Stoffwechselprodukt nur „gut" oder „böse", sondern es hat ganz bestimmte Eigenschaften und Aufgaben, die es zu erfüllen hat.

CHOLESTERIN

Das beste Beispiel hierfür ist wohl das Cholesterin. Dies ist verteufelt und verschrien in den Medien, da es im Verdacht steht, Arteriosklerose auszulösen, Herzveränderungen zu bedingen und das Schlaganfallrisiko zu erhöhen. Dies mag unter bestimmten Gesichtspunkten alles stimmen, doch Cholesterin hat noch viel mehr Eigenschaften und Aufgaben. Es ist unter anderem wichtig für die Zellmembranen. Fehlt den Zellen Cholesterin, werden die Membranen starr und brüchig, was die Funktion der Zellen enorm einschränkt und bis zum Zelluntergang führen kann. Auch die Synthese von Gallensalzen zur Fettverdauung und von Steroidhormonen sowie die Synthese von Vitamin D sind vom Cholesterin abhängig. Ein Mangel dieses wertvollen Stoffs zieht also ebenso viele negative Folgen mit sich wie ein Überschuss.

Cholesterin fällt als Produkt des Fettstoffwechsels an und wird von Lipoproteinen transportiert. Diese Lipoproteine gibt es in verschiedenen Formen. Zwei davon werde ich hier darstellen.

LDL („Low Density Lipoprotein"): Das LDL hat die Aufgabe, das Cholesterin aus der Leber zu den Körperzellen zu transportieren.

Hierbei ist zu beachten, dass sich das an LDL gespeicherte Cholesterin in den Gefäßen ablagern kann und Arteriosklerose auslösen kann.

HDL („High Density Lipoprotein"): Das HDL hat die Aufgabe, Cholesterin aus Körperzellen und Geweben zurück zur Leber zu transportieren. Das HDL wiederrum wird auch gern als „Schutzlipoprotein" bezeichnet, da diese Speicherform von Cholesterin sich nicht im Gefäß ablagert. Somit besteht bei einer erhöhten Plasmakonzentration dennoch nicht die Gefahr einer Arteriosklerose.

Generell gilt, dass tierische Fette wie Butter, Fleisch, Wurst oder Milch viele gesättigte Fette enthalten. Auch Pflanzenfette, die industriell gehärtet wurden, enthalten gesättigte Fette. Diese Fettsäuren (Transfettsäuren, mehr hierzu finden Sie im Kapitel „Pflanzliche Öle") führen zur Entstehung von viel Cholesterin, welches sich von der Leber aus auf den Weg zu den Körperzellen macht und dabei an LDL gebunden ist. Ungesättigte Fettsäuren und vor allem die mehrfach ungesättigten Fettsäuren aus Fisch, Nüssen, Samen und schonend kalt gepressten pflanzlichen Ölen können den Cholesterinspiegel senken. Lebensmittel ohne Fettgehalt wie Salat, Obst oder Gemüse enthalten kein Cholesterin.

ROS UND OXIDATIVER STRESS

Reactive Oxygen Species – kurz ROS – sind reaktive Sauerstoffradikale, die nahezu überall im Körper als Nebenprodukt von Stoffwechselwegen entstehen. Dies ist beispielsweise auch in den Mitochondrien, wo durch die Zellatmung aus allen Nährstoffen, die der Körper aufgenommen hat, ATP hergestellt wird, der Fall. Dieser Vorgang kann auch als die generelle Energiewährung des Körpers bezeichnet werden und ist sozusagen der Strom, der uns am Laufen hält.

Die Sauerstoffradikale haben beispielsweise eine wichtige Funktion in der Immunabwehr von Bakterien, Viren und Parasiten. Auch als Signalüberträgerstoffe im Gehirn und als gefäßerweiternde Botenstoffe,

5. Fette nutzen

Die DGE empfiehlt, gesundheitsfördernde Fette zu nutzen. Hier sollten Sie pflanzliche Öle, beispielsweise Rapsöl, nutzen. Diese Fette liefern essenzielle Fettsäuren und Vitamine. Außerdem gilt der Hinweis, versteckte Fette in Lebensmitteln wie Wurst, Gebäck, Süßwaren, Fast Food und Fertigprodukten zu meiden, da diese meist in gesättigter Form vorliegen.

6. Zucker und Salz einsparen

Salz ist wichtig, nicht zuletzt als Natrium- und Chlor- Quelle, sollte jedoch, ebenso wie Zucker, nur in Maßen verzehrt werden. Auch Fertigprodukte wie Süßigkeiten und gesüßte Getränke sollten Sie laut DGE-Empfehlung meiden. Weiterhin heißt es, dass Salz Bluthochdruck begünstigen kann und Sie deshalb beim Würzen Kräuter und Gewürze einsetzen sollten, statt übermäßig viel Salz anzuwenden.

7. Wasser, Wasser, Wasser

Hier lautet die offizielle Empfehlung der DGE, mindestens 1,5 l am Tag zu trinken. Natürlich sollten Sie „am besten Wasser trinken". Andere kalorienfreie Getränke und ungesüßte Teesorten können ebenfalls zur Deckung des Wasserbedarfs herangezogen werden. Getränke mit Zucker oder Alkohol sind klar „nicht empfehlenswert".

8. Schonend zubereiten

Die Gar- und Kochzeit sollte sich den Lebensmitteln anpassen. Manche Vitamine sind stark hitzeempfindlich und werden schon beim kürzesten Kochvorgang zerstört, andere wiederum werden erst durch die Hitze aufgeschlossen. Nutzen Sie beim Kochen zudem wenig Wasser und wenig Fett. Auch das Verbrennen von Lebensmitteln beim Braten, Backen, Frittieren und Grillen sollte vermieden werden, da in diesem Fall schädliche Stoffe entstehen.

9. Achtsam essen. Genießen Sie!

Langsames Essen fördert das Sättigungsgefühl. Sie werden schneller satt und haben letztendlich in etwas mehr Zeit insgesamt weniger Menge zu sich genommen.

10. Gewicht und Bewegung

Behalten Sie Ihr Gewicht im Auge und bleiben Sie in Bewegung. Eine gesunde Ernährung ist der beste Anfang für langanhaltende Gesundheit, jedoch gehört die körperliche Fitness mit dazu. Dabei müssen Sie keinen Kraft- oder Ausdauersport machen. Ein dreißigminütiger Spaziergang in flottem Tempo oder öfters mal mit dem Rad fahren, anstatt mit dem Auto sind in diesem Fall schon ein wunderbarer Anfang. Genießen Sie die Zeit in der Natur!

Pflanzliche Öle

Öle sollten Sie regelmäßig in Ihre Ernährung einbauen. Einerseits sind sie eine wunderbare Energiequelle, auch gern als Kohlenhydratersatz. Andererseits liefern sie Vitamine, wertvolle sekundäre Pflanzenstoffe und die so wichtigen essenziellen Fettsäuren.

Doch eine kleine Restunsicherheit bleibt: Welche Öle sind nun wirklich gut? Welche enthalten am meisten von den vielfach gelobten Omega-3-Fettsäuren? Und dürfen Sie die schonend kalt gepressten Öle erhitzen?

Ich möchte Ihnen nachfolgend eine kleine Übersicht über eine Auswahl pflanzlicher Öle geben und Ihnen aufzeigen, für welche Art der Zubereitung – Salat oder doch Fritteuse – sich diese Öle eignen.

OMEGA-3 UND OMEGA-6

Wenn es um die Qualität der eingesetzten Öle geht, sind die Begriffe Omega-3 und Omega-6 nicht wegzudenken. Erinnern Sie sich noch an das Kapitel „Was können Fette" und die Unterscheidung von Omega-3 zu Omega-6?

Omega-3-Fettsäuren sind entzündungshemmend, während Omega-6-Fettsäuren Entzündungen fördern können.

Natürlich sind Omega-6-Fettsäuren noch für andere Dinge wichtig und sollten deshalb nicht komplett aus der Nahrung verbannt werden. Das ideale Verhältnis beträgt: 5 Teile Omega-6 und 1 Teil Omega-3-Fettsäuren.

Ein eher ungünstiges Omega-6- zu Omega-3-Verhältnis weisen Distelöl, Traubenkernöl, Sojaöl, Sonnenblumenöl, Kürbiskernöl und Maiskeimöl auf. Ölsäurereiches Sonnenblumenöl, Sesamöl und Erdnussöl liegen etwa im schlechteren Mittelfeld. Besser sind Olivenöl, Weizenkeimöl und Walnussöl. Die Topreiter mit einer Bilanz von etwa 3:1 sind Hanföl, Kokosöl und Rapsöl. Leinöl hat ein Omega-6 zu Omega-3-Verhältnis von 1:3 und ist damit das einzige pflanzliche Öl, welches mehr Omega-3- als Omega-6-Fettsäuren enthält.

Natürlich können und sollen Sie weiterhin Ihre gewohnten Öle nutzen und müssen keineswegs komplett auf Öle verzichten, die reich an Omega-6-Fettsäuren sind. Hierbei ist es dann wichtig, dass Sie einen Omega-3- Ausgleich durch geeignete Öle in Angriff nehmen. Als Omega-3-Ergänzung eignet sich, neben den hier gezeigten Pflanzenölen, auch Öl aus Fisch (beispielsweise Krillöl) oder aus Algen.

Die folgende Tabelle ist sinngemäß nach einer Tabelle auf www.zentrum-der-gesundheit.de entworfen und zeigt den Anteil von Omega-6- zu Omega-3-Fettsäuren der oben genannten Öle.

Öl	**Omega-6: Omega-3**
Leinöl	1:3
Rapsöl	2:1
Kokosöl	2:1
Hanföl	3:1
Walnussöl	6:1
Weizenkeimöl	8:1
Olivenöl	11:1
Erdnussöl	36:1

Sesamöl	39:1
Sonnenblumenöl, ölsäurereich	50:1
Maiskeimöl	57:1
Kürbiskernöl	89:1
Sonnenblumenöl	128:1
Sojaöl	128:1
Traubenkernöl	145:1
Distelöl	155:1

WELCHE ÖLE DÜRFEN ERHITZT WERDEN?

Generell können Sie die Öle in Ihrer Küche in drei Kategorien einteilen.

1. *Öle, die bei Zimmertemperatur flüssig sind und auch im Kühlschrank flüssig bleiben.*

Diese Öle eignen sich nicht zum Erhitzen. Sie bestehen zum größten Teil aus mehrfach ungesättigten Fettsäuren, die beim Erhitzen abgebaut oder sogar in schädliche Substanzen umgewandelt werden und toxische Eigenschaften entwickeln. Zu diesen Ölen gehören Leinöl, Distelöl, Hanföl und auch Sonnenblumenöl.

Dennoch gibt es Sonnenblumenöl, das Sie zum Braten verwenden können. Dieses ist dann ein ölsäurereiches Sonnenblumenöl. Ölsäure ist eine einfach ungesättigte Fettsäure und somit zum schonenden Anbraten geeignet. Allerdings sollten Sie hierbei die Temperatur nicht zu hoch klettern lassen. Keinesfalls ist Sonnenblumenöl zum Frittieren geeignet.

2. *Öle, die bei Zimmertemperatur flüssig sind und im Kühlschrank fest werden.*

Diese Öle sind nur bedingt zum Erhitzen geeignet. Schonendes Erhitzen und Braten sind in diesem Fall aber erlaubt. Diese Öle flocken aus oder werden komplett fest, wenn Sie sie in den Kühlschrank stellen. So ist es beispielsweise bei Olivenöl, Mandelöl, Avocadoöl und eben dem ölsäurehaltigen Sonnenblumenöl der Fall. Diese Öle enthalten nur zu einem kleinen Anteil mehrfach ungesättigte Fettsäuren, dafür aber einen höheren Anteil an einfach ungesättigten Fettsäuren.

3. *Öle, die bei Zimmertemperatur bereits fest sind.*

Diese Öle heißen auch Fette und sind bei Zimmertemperatur bereits in einem festen Aggregatszustand. Hierzu zählen Butter, Kokosfett, Palmfett, Ghee und Schmalz. Diese Fette bestehen zum Großteil aus gesättigten Fettsäuren und dürfen zum Backen, Anbraten und sogar zum Frittieren eingesetzt werden.

Kokosöl hat hierbei die Besonderheit, dass es sich bei sommerlichen Temperaturen verflüssigt. Dies liegt daran, dass es insbesondere mittelkettige gesättigte Fettsäuren enthält. Dennoch ist es uneingeschränkt zum Erhitzen geeignet.

Butter hingegen sollten Sie dennoch nicht zum Anbraten verwenden, sondern vorwiegend zum Backen. Dies liegt darin begründet, dass Butter etwas Wasser und Protein enthält. Dies führt dazu, dass sie anbrennen kann. Außerdem entstehen die typischen Spritzer heißen Fettes beim Anbraten, die Ihnen dann aus der Pfanne entgegenspritzen. Und sind wir mal ehrlich – das kann ziemlich schmerzhaft werden.

Ghee ist eine besondere Form der Butter, die aus der ayurvedischen Medizin bekannt ist. Da Ghee kein Restwasser enthält, können Sie diese

Form der Butter auch zum Braten uneingeschränkt verwenden.

TRANSFETTSÄUREN UND GESÄTTIGTE FETTE

Früher hielt sich hartnäckig die Meinung, dass gesättigte Fette schädlich für den Organismus sind und den Cholesterinspiegel in die Höhe treiben. Dies ist inzwischen relativiert worden. Tatsächlich können gesättigte Fette den Gesamtcholesteringehalt des Blutes zwar erhöhen, jedoch wird hierbei meist das HDL-gebundene (gute) Cholesterin stärker erhöht als das LDL-gebundene (schlechte) Cholesterin. Deshalb ist der Verzehr von gesättigten Fettsäuren nicht generell zu verteufeln.

Im Gegensatz dazu schaden die Transfettsäuren dem Körper mehr. Diese gehören zu den ungesättigten Fettsäuren und entstehen bei mehrfacher Hocherhitzung und industrieller Verarbeitung der Öle. Sie sind vorwiegend in Fertigprodukten (beispielsweise Backwaren, Blätterteig und Fast Food), in fetthaltigen Süßigkeiten (z.B. in Chips), aber auch in Fertigsuppen, Wurst und manchen Frühstücksflocken enthalten.

Ernährungsformen

Es gibt viele verschiedene Ernährungsformen, die sich dadurch auszeichnen, dass bestimmte Dinge nicht gegessen werden. Über Sinn und Verstand mag so manch einer streiten. Generell gilt, dass jeder Mensch für sich selbst entscheiden muss, ob er auf tierische Produkte verzichten möchte oder andere Einschränkungen für sich selbst annehmen möchte oder nicht. Dennoch sei der Hinweis erlaubt, dass Fleischkonsum durchaus gesund sein kann. Aber: In den Mengen, in denen Fleisch momentan in großen Teilen der industrialisierten Welt konsumiert wird, überwiegen allerdings oftmals die negativen Komponenten.

Es gibt außerdem auch eine Reihe vollkommen absurder Ernährungsweisen, beispielsweise die des Frutariers, auf die in diesem Buch nicht eingegangen werden soll.

DER „OMNIVORE“ – DER ALLESESSER

„Der Mensch ist darauf ausgelegt, Fleisch zu essen.“

Diesen Satz hört man oft, wenn man sich – vor allem als Vegetarier oder Veganer – mit einem Fleischliebhaber unterhält. Bis zu einem gewissen Maße mag dies sogar stimmen, doch auch das Gegenargument, nämlich dass der Steinzeitmensch auch nicht jeden Tag ein Mammut erlegt hat, hat seine Richtigkeit. Generell ist der Verdauungsapparat des Menschen dazu in der Lage, sowohl tierische als auch pflanzliche Kost zu sich zu nehmen und zu verarbeiten. Der Mensch ist also kein Fleischesser, sondern ein Allesesser – ähnlich wie es bei den Schweinen der Fall ist.

Dies bedeutet, dass Fleisch in gemäßigten Mengen konsumiert

werden sollte. Der Mensch braucht nicht jeden Tag Fleisch, Wurst oder Fisch. Es ist beispielsweise vollkommen ausreichend, ein- bis zweimal in der Woche Fleisch zu essen. Dieses sollte dann von hochwertiger Qualität sein und nicht aus Massentierhaltung stammen. Mehr hierzu erfahren Sie im Kapitel „Tierische Produkte".

Neben Fleisch sollten aber auch Fisch und Gemüse sowie Obst, Kräuter und Gewürze auf dem Speiseplan des „Omnivoren" stehen, um für eine ausgewogene Ernährung zu sorgen. Ansonsten kann auch bei dieser Art der Ernährung sehr schnell ein Mangel an verschiedenen Vitaminen, Ballaststoffen und Mineralien auftauchen.

DER VEGETARIER

Die vegetarische Ernährung zeichnet sich dadurch aus, dass auf Fleisch, Fisch und alle Nahrungsmittel, die den Tod des Tieres bedingen, verzichtet wird. Vegetarier verzehren aber durchaus tierische Erzeugnisse wie Eier, Milch und daraus hergestellte Produkte wie Käse und Joghurt.

Auch der Vegetarier sollte auf eine ausreichende Zufuhr aller Vitamine, Mineralien und anderer wichtiger Nährstoffe achten, um einen Mangel auszuschließen. Auch und vor allem auf die ausreichende Deckung von Nährstoffen wie Zink, Eisen, Omega-3-Fettsäuren und B12 sollte der Vegetarier Wert legen.

DER PESCETARIER

Pescetarier verzichten auf den Konsum von Fleisch, essen aber nebst Gemüse und Obst auch Fisch und Meeresfrüchte. Bei dieser Ernährungsform ist der Mangel an Omega-3-Fettsäuren nicht so stark ausgeprägt. Fisch sollte, wenn Sie zu den Omnivoren gehören, auch bei Ihnen – nach den Empfehlungen der Deutschen Gesellschaft für Ernährung –

etwa zwei Mal in der Woche auf dem Speiseplan stehen.

DER VEGANER

Veganer verzichten auf alle Lebensmittel tierischer Herkunft, d.h. sowohl auf Fleisch, Fisch, Meeresfrüchte, Milch und Eier sowie auf die daraus hergestellten Erzeugnisse. Gern wird auch der Konsum von Leder und Fellen vermieden. Diese Produkte fallen zwar nicht in den Bereich der Ernährung, aber bedingen dennoch den Tod eines Tieres. Gerade bei der Fellproduktion ist die Gewinnung von Nerz-, Fuchs- oder Kaninchenpelzen mit besonders lebenswidrigen Umständen verbunden. Nicht selten wird den Tieren das Fell bei lebendigem Leib abgezogen und der „Rest" des Tieres wird in der Tonne entsorgt, um dort letztendlich einen qualvollen Tod zu sterben.

Gerade die vegane Ernährung ist oftmals in der Kritik und das nicht nur von „Fleischessern", sondern auch seitens der Medien. Fakt ist jedoch, dass die vegane Ernährung für den Planeten einiges verbessern würde. Sich mit diesem Ansatz zu beschäftigen, soll jedoch nicht Teil des Buches sein.

Wenn Sie sich für die Auswirkungen der Massentierhaltung auf das Klima und für die Philosophie, die hinter der veganen Lebensweise steckt, interessieren sollten, kann ich Ihnen die Albert Schweitzer Stiftung wärmstens empfehlen. Stöbern Sie in Ruhe auf deren Internetseite. Dort finden Sie eine Fülle an Informationen.

> www.albert-schweitzer-stiftung.de

Natürlich bietet die vegane Ernährung auch Potenzial für die Entstehung diverser Ernährungsmängel. Vorwiegend Eisen, B12, Omega-3-Fettsäuren und Zink werden diesbezüglich oft aufgeführt. Generell gilt jedoch, dass ein Mangel in der veganen Ernährungsweise zwar schnell entstehen kann, ebenso schnell kann dieser aber auch einen Vegetarier,

Pescetarier oder einen „Allesesser" treffen, wenn der sich unausgewogen ernährt. Eine einseitige Ernährung – und dabei ist es egal, ob Fleisch, Fisch, oder Karotten das hauptsächlich verzehrte Nahrungsmittel darstellen – führt immer zu einem Mangel.

Bedenken Sie also stets: Ausgewogene und abwechslungsreiche Kost ist das A und O.

Und um auch als Veganer einen B12-Mangel zu vermeiden, gibt es einige gute Möglichkeiten. Wenn Sie sich für Tipps interessieren, die die vegane Ernährungsweise betreffen, können Sie sich unter anderem hier einlesen:

https://www.zentrum-der-gesundheit.de/vegane-ernaehrung-regeln.html

DIE PALEO-ERNÄHRUNG

Diese Ernährungsform basiert auf der Annahme, dass der Organismus des Menschen sozusagen noch in der Steinzeit verblieben ist und nur die Nahrungsmittel verarbeiten kann, die der Mensch damals schon zu sich genommen hat. Zu diesen zählen vorwiegend Fleisch und Fisch, Nüsse, Beeren, Gemüse und Obst sowie Samen und Eier. Manche Paleo-Verfechter verzichten auch auf Milch, da die Nutzung von Milch ein Produkt der Nutztierwirtschaft darstellt.

Generell ist diese Form der Ernährung relativ neu und wird von manchen Experten nicht empfohlen. Viele der Konzepte scheinen einfach noch zu wenig durchdacht und unausgereift. So bestehen beispielsweise zwischen den Verfechtern der Paleo-Ernährung Uneinigkeiten, bei welchen Nahrungsmitteln es sich nun genau um „steinzeitgemäße" Kost handelt.

Diäten – sinnvoll oder Humbug?

Es gibt mehr Diätformen, als ich hier in diesem Buch aufzählen könnte und die meisten davon wurden leider nicht von Fachleuten entwickelt. Sie entspringen eher einer Marketingabteilung oder preisen bestimmte, oft überteuerte Produkte als einzig wahres Mittel an, um probat an Gewicht zu verlieren. Dabei soll es immer schneller und einfacher gehen – am besten nur durch die Einnahme einer kleinen Pille, sodass man nichts an seiner Ernährung verändern muss.

Dass das nicht funktionieren kann, sollte eigentlich jedem klar sein. Doch hinter vielen der Diäten stecken Marketingspezialisten, die es verstehen, den Menschen zu beeinflussen und dazu zu bringen, an das Wunder zu glauben. Und der Mensch ist, wie fast alle Tiere, ein Energiesparer. Warum sich anstrengen oder sich mit dem Thema Ernährung auseinandersetzen, wenn es einfacher geht?

Leider haben diese Pillen oftmals einen gegenteiligen Effekt, oder schaden langfristig sogar der Gesundheit. Die meisten dieser Diäten sind leider recht wenig durchdacht, was mit einem gewissen Grundwissen in der Physiologie schnell klar wird.

Beispielsweise bringt es nicht, sich selbst mit einer Hungerdiät zu quälen und plötzlich nur noch die Hälfte von dem zu essen, was einen eigentlich satt machen würde. Wenn der Körper einen Mangel der Makronährstoffe Kohlenhydrate, Fett und Protein registriert, wechselt er in den Energiesparmodus. Um sich vor dem Verhungern zu schützen, wird der Stoffwechsel auf Einspeicherung ausgerichtet und alles, was nicht unmittelbar benötigt wird, wird zumeist in Form von Fett als Reserve angelegt.

Neben der körperlichen Aufzehrung von Vitamin- und Mineralreserven schlagen diese Diätformen auch aufs Gemüt. Man wird reizbar und unproduktiv, sodass die Diät nicht lang durchgehalten wird. Man beginnt wieder, wie vorher zu essen und die Kilos, die mühsam heruntergehungert wurden, sind sofort wieder da. Oftmals kommt es auch zu dem sogenannten Jo-Jo-Effekt. Auch dieser ist auf die Auslegung des Stoffwechsels auf Speicherung zurückzuführen.

Auch eine reine kohlenhydratfreie Ernährung, wie sie von vielen propagiert wird, kann auf Dauer nicht gesund sein. Kohlenhydrate sind die einfachste Form der Energie für den Körper und langkettige Zuckerketten, die Polysaccharide, haben einige positive Eigenschaften. Kritisch wird es nur, wenn sie in zu hohen Mengen aufgenommen werden, wie es landläufig fast überall der Fall ist. Low Carb ist deshalb eigentlich ein sehr guter Begriff: „low“ bedeutet nämlich „wenig“ – und keinesfalls „nichts“.

Diäten, die darauf beruhen, möglichst Kohlenhydrate und Fette wegzulassen und nur Protein in Form von Fleisch zu sich zu nehmen, sind ebenfalls vollkommen ungesund und ungeeignet. Erstens kommt es sehr schnell zu einem Mangel an Vitaminen, Mineralien und anderen Stoffen wie wichtigen sekundären Pflanzenstoffen, die positiv auf den Körper wirken. Zweitens ist Fleisch von konventionell gehaltenen Tieren oftmals qualitativ sehr minderwertig. Es kann Rückstände von Medikamenten enthalten, ist oft voller Stresshormone aus der Schlachtung und durch die Auslegung der Mast darauf, die Tiere immer schneller fett zu füttern und immer früher schlachten zu können, sind beispielsweise auch viel zu viele Omega-6-Fettsäuren im Fleisch enthalten.

Auch die sogenannte Paleo-Diät, eine Diät, bei der davon ausgegangen wird, dass der Organismus des Menschen auch heute noch nur die in der Steinzeit übliche Kost vertragen und verarbeiten kann, ist nicht empfehlenswert. Es fängt schon damit an, dass sich Verfechter dieser

Diätform uneinig sind, welche Nahrung denn als steinzeitgemäß anzusehen ist.

Auch Fasten, ob komplett oder als Intervallfasten, ist nicht uneingeschränkt empfehlenswert. Vor allem beim Intervallfasten ist es erlaubt, in der Zeit, in der gegessen werden kann, alles zu sich zu nehmen – also auch Fast Food und Zucker in Massen. Dies ist laut Experten auf lange Sicht nicht erfolgversprechend und kann zur Mangelernährung führen, wenn nicht auf eine ausreichend vielseitige Ernährung geachtet wird. Echte Fastenprogramme, die teilweise mit Säften und Drinks zur Entgiftung (Detox) und Entsäuerung kombiniert werden, sollten – wenn Sie sich hierfür entscheiden möchten – immer von einem Fachmann begleitet werden!

Generell sollten Sie bei Programmen, die die zusätzliche Einnahme von Hormonen oder anderen Präparaten erfordern, skeptisch sein. Ebenso ist dies der Fall bei Programmen, die die Nahrungsmittel strikt begrenzen oder einzelne Gruppen generell ausschließen. Auch sollten Sie vorsichtig sein, wenn Sie ein Programm zwingt, sich an Fastenzeiten zu halten oder bestimmte Nahrungsmittel wegzulassen, nur weil Sie zum Beispiel eine bestimmte Blutgruppe oder ein bestimmtes Sternzeichen haben.

Dahingegen sind Programme, die eine vielseitige Ernährung, oft auch in Kombination mit körperlicher Betätigung, empfehlen, einen zweiten Blick wert.

Von Experten als anerkannt beziehungsweise empfohlen gelten folgende Programme: Weight Watchers, moderate Low Carb Ernährung (wenn nicht komplett auf Kohlenhydrate verzichtet wird), „Fit for Fun", die „Brigitte Diät" und das Programm „Ich nehme ab".

> Zucker sind Kohlenhydrate! Eine konsequente Low Carb – Diät verzichtet deshalb auch und vorwiegend auf Zucker!

Und dann gibt es noch eine Diät, die es sogar geschafft hat, sich den Titel des UNESCO-Kulturerbes zu sichern: die sogenannte Mittelmeer Diät. Diese beruht auf der regionalen Kost des Mittelmeerraums, also aus den Ländern Italien, Spanien, Griechenland, Monaco, Südfrankreich, Israel, Libyen, Ägypten, Malta, Arabien, Kroatien, Libanon, Zypern und der Türkei. Grundbestandteile dieser Diät sind vor allem Oliven, Fisch und Meeresfrüchte, frisches regionales Gemüse, Knoblauch, Zwiebeln, Gewürze, Nudeln Reis und Rotwein (natürlich gemäßigt).

Generell gilt, dass Sie sich nicht uneingeschränkt für ein Programm entscheiden sollten, ohne sich dieses sehr genau angesehen zu haben. Probieren Sie ruhig herum, bis Sie das für sich passende Programm gefunden haben, oder entwickeln Sie Ihre ganz eigene Küche. Denn auch, wenn Sie sich von einem Diätprogramm anleiten lassen, führt kein Weg daran vorbei, dass Sie sich grundsätzlich mit der Wirkung der verschiedenen Nahrungsbestandteile auseinandersetzen und sich vor allem ausgewogen ernähren.

Und treiben Sie Sport! Sie müssen nicht joggen gehen. Vielleicht liegt Ihnen das Schwimmen mehr? Oder Sie fahren gerne Fahrrad, Inliner oder Skateboard? Vielleicht zählen Sie zu den Menschen, die gerne ins Fitnessstudio gehen oder ihren Sport mit Freunden gemeinsam ausüben? Vielleicht machen Sie lieber Yoga oder Thai-Chi? Oder Sie mögen Eiskunstlauf oder gehen zum Reiten?

Was ich damit sagen will: Die Möglichkeiten sind endlos. Hören Sie nicht auf, das zu suchen, was Ihnen persönlich am meisten Spaß macht. Denn nur, wenn eine Tätigkeit Spaß macht, gelingt es uns, unseren inneren Schweinehund auf Dauer beschäftigt zu halten.

Zusatzstoffe

Das europäische Lebensmittelrecht legt ganz genau fest, was ein Lebensmittelzusatzstoff ist, welche es davon gibt und wofür sie in welchen Höchstmengen zugesetzt werden dürfen. Dabei handelt es sich bei Zusatzstoffen einerseits um Stoffe, die die Haltbarkeit verlängern, wie es beispielsweise bei Antioxidantien und Konservierungsstoffen der Fall ist. Andererseits beeinflussen Zusatzstoffe auch die Konsistenz, den Geschmack und auch die Fließeigenschaft von Pulver. Diese Stoffe sind Emulgatoren, Stabilisatoren, Gelier- und Verdickungsmittel, Geschmacksverstärker, Süßungsmittel und Farbstoffe.

Bewertet und zugelassen werden die Lebensmittelzusatzstoffe von einer dem nationalen Recht übergeordneten europäischen Behörde – der EFSA (European Food Safety Authority). Die Lebensmittelzusatzstoffe tragen weiterhin alle einen Eigennamen, werden gleichzeitig jedoch noch mit einer Identifikationsnummer gekennzeichnet. In Europa steht vor diesen Nummern noch ein großes E.

Lebensmittelzusatzstoffe können entweder Substanzen sein, die auf natürliche Weise in der Lebensmittelkette vorkommen. Es kann sich aber auch um im Labor hergestellte Substanzen handeln. Viele der Zusatzstoffe werden, auch wenn sie einer natürlichen Quelle zugrunde liegen, heutzutage chemisch synthetisiert und zugesetzt. Beispiele hierfür wären Riboflavine, Zitronensäure und Ascorbinsäure – alles Zusatzstoffe, die einen konservierenden Effekt haben, aber auch auf ganz natürliche Weise in jedem Apfel vorkommen.

Dies ist der Grund, warum viele Hersteller lieber die Eigennamen der Zusatzstoffe auf der Deklaration eines Lebensmittels ausloben und die E-Nummer dahinter weglassen. Begutachten Sie Lebensmitteln und Produkten also immer kritisch die Zutatenliste.

Natürlich wird von Lebensmittelherstellern begründet, dass die von ihnen eingesetzten Zusatzstoffe vorher einer Unbedenklichkeitsprüfung unterzogen worden sind, sonst wären sie nicht zugelassen worden. Dies ist so leider nicht ganz richtig. Und auch, wenn bei den meisten Menschen nicht sofort nach dem Verzehr von Zusatzstoffen krankheitsbezogene Symptome auftreten, ist ein an- und ausdauernder Verzehr von zu großen Mengen dieser Zusatzstoffe schädlich. Sie stehen unter anderem im Verdacht, Unverträglichkeiten oder gar Allergien auslösen zu können.

Dahingegen können Sie getrost E-Nummern verzehren, hinter denen sich tatsächlich aus der Natur gewonnene Stoffe verbergen. Ein Beispiel ist Johannisbrotkernmehl, zu dem Sie im gleichnamigen Kapitel mehr erfahren können.

Warum genau chemisch hergestellte Stoffe mit ihren natürlich vorkommenden, „identischen" Stoffen dennoch nicht zu vergleichen sind, können Sie im Kapitel „Pflanzliche Lebensmittel" nachlesen.

Die Wirkung der Antioxidantien nutzen Sie selbst oftmals aus, wenn Sie schon mal frisch geschnittene Äpfel mit Zitronensäure bespritzt haben. Dies verzögert das Braunwerden der Äpfel – sie führen damit sozusagen eine Mini-Konservierung durch.

Nitrate und Nitrite (E249 - E252) werden oft als Wachstumshemmer für verschiedene Bakterien eingesetzt. In diesem Zusammenhang ist vor allem Clostridien zu nennen. Diese Bakterien lösen Botulismus aus. Nitrate und Nitrite sind jedoch selbst schädlich und stehen im Verdacht, krebserregend zu wirken. Deshalb sollten Sie vor allem Fleischprodukte meiden, die diese E-Nummern enthalten. Beachten Sie, dass auch alle geräucherten und gepökelten Waren zu einem gewissen Anteil Nitrate und Nitrite enthalten.

Auch Sulfite (also schwefelhaltige Verbindungen) werden als Konservierungsmittel eingesetzt. Dies geschieht vorwiegend in fermentierten Nahrungsmitteln.

Lecithin (E322) ist ein klassischer Emulgator. Dieser ist übrigens in Eigelb und Soja natürlicherweise enthalten – der Grund, warum Sie Mayonnaise auch ohne Zusatzstoffe machen können. Dies erfordert zugegebenermaßen Geduld und ein bisschen Erfahrung. Auch in Schokolade und Eiscreme, in verschiedenen Aufstrichen und Soßen ist E322 zugesetzt.

Gelierhilfsmittel sind Pektine. Diese tragen die Nummer E440 und kommen vorwiegend in pflanzlichen Zellwänden vor.

Dann gibt es eine ganze Reihe Zuckerersatzstoffe. In diesem Zusammenhang sind beispielsweise Aspartam, Acesulfam, Saccharin, Thaumatin, Sorbit, Isomalt und Maltit zu nennen. All diese Stoffe mögen zwar kein Zucker sein, sind jedoch in ihrer Schädlichkeit nicht zu verachten. Reduzieren Sie den Genuss von Speisen, die mit Süßungsmitteln gesüßt werden und greifen Sie hier lieber zu Fruchtsäften oder Tees, die keinen zusätzlichen Süßstoff enthalten.

Kleiner Fakt am Rande: Thaumatin süßt 2.500-mal stärker als reiner Zucker und ist ein Proteingemisch aus der Pflanze Katamfe, die im afrikanischen Regenwald beheimatet ist.

Hinter E621 verbirgt sich Mononatriumglutamat – der bekannteste Geschmacksverstärker. Dieser ist der Grund für den herzhaften Geschmack, wie wir ihn vor allem von asiatischen Speisen gewohnt sind. Bezeichnet hat man diese Geschmacksrichtung als „umami". Glutamat wird von Verbraucherschützern als kritisch angesehen.

Die oben schon erwähnte Behörde EFSA hat in den letzten zehn Jahren (bis zum Jahr 2020) eine Neubewertung der erlaubten Zusatzstoffe vorgenommen, bei der einiges verändert wurde. Manche Stoffe sind ganz von der Liste gestrichen worden, andere wurden in ihrer eingesetzten Höchstmenge nach unten korrigiert. Auch interessant ist, dass sich durch das Greifen des EU-Rechts die in Deutschland erlaubten Lebensmittelzusatzstoffe vermehrt haben. Das bedeutet: Bevor die EU entstand, waren weniger Zusatzstoffe erlaubt.

Und ich habe noch einen interessanten Fakt für Sie: In Europa beispielsweise ist der Farbstoff Amaranth (E123) erlaubt, in den USA allerdings verboten, da er im Verdacht steht, krebserregend zu sein und Kalkablagerungen in den Nieren zu bedingen.

Auch kaufen immer mehr Menschen Deodorants ohne Aluminium, da die schädliche Wirkung dieses Schwermetalls weitläufig bekannt ist. Als E173 ist dieses jedoch für Zuckerwaren und Kuchen-Dekorationen weiterhin zugelassen.

Calcium-Dinatrium-EDTA ist der komplizierte Name für Zusatzstoff E385. Dieser ist zugelassen für Glaskonserven, Dosen, Margarine und gefrorene Krebstiere. E385 bindet im menschlichen Organismus Mineralstoffe und kann so Mangelerscheinungen bedingen. Der positive Effekt dieses Stoffes wird therapeutisch in der Medizin eingesetzt, um Schwermetallvergiftungen zu behandeln. Dies ist eine lebensbedrohliche Situation, die den Einsatz gefährlicher Stoffe rechtfertigt. Meiner Ansicht nach gehört Calcium-Dinatrium-EDTA deshalb nicht in Lebensmittel, sondern in die Hände medizinischer Experten. Und das ausschließlich!

Solche Beispiele gibt es noch zu Dutzenden. Wenn Sie sich für dieses Thema interessieren, gibt es ein Buch vom Verein der Verbraucherzentrale Hamburg mit dem Titel „Was bedeuten die E-Nummern?" Und auch eine App des Bundeszentrums für Ernährung kann Ihnen dabei helfen, die auf Lebensmitteln angegebenen E-Nummern zu identifizieren. Sie gibt auch nützliche Hinweise auf die Bedenklichkeit oder Unbedenklichkeit des Zusatzstoffes.

Zu guter Letzt sei gesagt: Nicht alle Lebensmittelzusatzstoffe sind chemisch oder stehen im Verdacht, eine negative Wirkung auf den

Körper zu haben. Auch einige Bio-Produkte sind mit E-Nummern ausgestattet. Hier ist die Reglementierung ungleich strenger, sodass es nur etwa 40 E-Nummern geschafft haben, in biologischen Produkten angewendet werden zu dürfen.

Hier folgt eine kurze und grobe Auflistung, was sich hinter welchen E-Nummern verbirgt:

100 - 180	Farbstoffe
200 - 285	Konservierungsstoffe
300 - 321	Antioxidantien
322 - 495	Texturmittel
500 - 1520	Säuren, Alkalien, Geschmacksverstärker, Süßstoffe, Zusatzstoffe mit weiteren Funktionen

Irrgarten Deklaration

Viele Ernährungsexperten sagen: Achten Sie auf die Zutatenliste! Doch wenn Sie kein Experte in Lebensmittelrecht sind und die Tricksereien der Lebensmittelhersteller nicht kennen, kann es passieren, dass Sie solche Zutatenlisten gerne und schnell in die Irre führen. Vorweg sei gesagt: Vertrauen Sie nicht auf die Werbeversprechen der Industrie. Zwar dürfen keine Heilaussagen auf Lebensmitteln gemacht werden, dies ist laut EU-Recht verboten, doch hier greift wieder der Einfallsreichtum der Marketingabteilungen. „Ohne künstliche Zusatzstoffe", oder „ohne Zuckerzusatz" sind die Marktschreier der heutigen Zeit. Meist ganz groß auf dem Produkt aufgebracht, möchten Sie den Verbraucher in eine Falle locken und ihn zum Kauf animieren.

Alle Lebensmittel brauchen eine Zutatenliste. Es gibt zwar auch ein paar Ausnahmen von der Regel, beispielsweise Zucker, Milch und manche alkoholischen Getränke, doch im Großen und Ganzen müssen alle abgepackten Lebensmittel über eine Liste ihrer Zutaten verfügen.

Dabei steht der Inhaltsstoff, der prozentual am stärksten vertreten ist, an erster Stelle. Oftmals findet man schon hier oder an zweiter oder dritter Stelle den Zucker. Handelt es sich um Mischungen, müssen auch die Zutaten dieser genannt werden. Diese werden dann meist in Klammern angegeben und beziehen sich auf die eine Zutat des fertigen Produkts.

Prozentangaben sind nicht vorgeschrieben, außer das Produkt wirbt explizit damit, dass ein bestimmter Stoff enthalten ist. Beispielsweise der Slogan „mit Vitamin C" oder die Abbildung einer Zutat auf der Verpackung (Nüsse, Orangen, etc.) und das Nennen im Produktnamen („Nuss-Nugat-Creme") verpflichten zur Angabe dieser Zutat in Prozent. Generell dürften aber auch alle anderen Zutaten in Prozent angegeben werden, wenn der Lebensmittelhersteller dies tun möchte.

Fettgedrucktes ist vor allem für Allergiker wichtig. Insgesamt stehen vierzehn Stoffe auf der Liste der Allergene, die in der Deklaration fett gedruckt angegeben werden müssen.

Natürlich sind dann auch die E-Nummern angegeben. Wie Sie bereits im vorherigen Kapitel gelesen haben, ist es allerdings nicht verpflichtend, die E-Nummer anzugeben. Es darf auch der Eigenname verwendet werden. Hier lohnt sich ein Blick in die App, in das Buch oder ein kurzes Eintippen in eine Internetsuchmaschine, um den Hintergrund einer Zutat zu ergründen, die Ihnen nicht bekannt vorkommt.

Hilfsstoffe müssen nicht angegeben werden. Dies macht es vor allem für Vegetarier und Veganer schwer, da beispielsweise Gelatine eingesetzt wird, um bestimmte Säfte herzustellen. Diese Gelatine wird nach dem Klärvorgang entfernt. Es können zwar Spuren zurückbleiben, doch gerade bei streng vegan lebenden Menschen geht es weniger wegen einer Unverträglichkeit darum, keine tierischen Produkte zu konsumieren, sondern aus Respekt vor dem Leben dieser Tiere.

Eine Ausnahme bilden hier die Allergene. Wenn eingesetzte Hilfsstoffe allergenes Potenzial haben, müssen diese auf der Deklaration angegeben werden.

Zurück zum Zucker. Nur weil ein Produkt sich „Zuckerfrei" nennt, heißt das noch lange nicht, dass es keinen Zucker enthält oder nicht auf andere Weise gesüßt wurde. Zucker ist nur ein Wort für eine Reihe an Verbindungen. Auch Dextrin, Dextrose, Dicksaft, Fruchtextrakte, Traubensüße, Fruktose (der Fruchtzucker), Gerstenmalz, Glukose (das Fachwort für Zucker), Sirup, Inulin, Laktose (Milchzucker), Maltose, Saccharose und noch viele andere Begriffe beschreiben ein und dasselbe: Kohlenhydrate. Und Kohlenhydrate sind Zucker.

Hier sei der Hinweis erlaubt, dass auch Nudeln, Kartoffeln und Reis, also Getreideprodukte, viel Zucker enthalten. Das Wort „Kohlenhydrate" können manche Menschen schwer mit Zucker gleichsetzen, da man bei diesem sofort an das kristalline weiße Pulver denkt. Doch Saccharide sind nichts anderes als einzelne Zuckermoleküle, die zu langen Ketten aneinandergereiht sind und dann eben den Namen Kohlenhydrate tragen.

Aromastoffe können prinzipiell aus zwei verschiedenen Quellen kommen. Ist auf der Deklaration nur „Aroma" angegeben, ist dies ein chemisch synthetisierter Stoff aus einem Lebensmittellabor. Die Bezeichnung „natürliches Aroma" / „natürlicher Aromastoff" bedeutet, dass das Aroma in der Natur vorkommt. Es muss aber nicht aus einem Lebensmittel stammen, sondern kann ebenfalls im Labor synthetisiert worden sein, beispielsweise durch Mikroorganismen hergestellt. Wenn dort allerdings steht „natürliches Himbeeraroma", dann muss dieser Stoff zu mindestens 95 % aus echten Himbeeren hergestellt worden sein. Die anderen 5% dürften leider immer noch aus dem Labor stammen.

Zu guter Letzt werfen wir einen Blick auf die Nährwerttabelle. Sieben Stoffe müssen immer auf dieser Nährwerttabelle angegeben sein. Der Bezug ist festgelegt auf 100 g oder ml des Lebensmittels. Oft wird auch noch eine Nährwerttabelle angegeben, die sich auf eine Portion des Lebensmittels bezieht. Hierbei beachten Sie bitte die Größe der Portion, da jeder Mensch andere Portionen zu sich nimmt.

Angegeben werden: Energie (in Kilojoule und Kilokalorien), Fett (in Gramm), davon gesättigte Fettsäuren (in Gramm), Kohlenhydrate (in Gramm), davon Zucker (in Gramm), Eiweiß, also Proteine (in Gramm) und Salz (in Gramm). Auch hier gilt, ähnlich wie bei der Zutatenliste, dass bestimmte, auf dem Lebensmittel ausgelobte Stoffe, hier mit angegeben werden müssen. Der Vitamin-Gehalt eines Getränks beispielsweise muss nur angegeben werden, wenn das Vitamin auf der Packung genannt ist.

Dies bedeutet aber zwangsläufig auch andersherum: Nur weil keine Vitamine auf dem Produkt genannt sind, heißt dies nicht, dass keine enthalten sind. Nur die Menge ist dann sehr schwer festzulegen.

Das Mindesthaltbarkeitsdatum, kurz MHD, zeigt an, bis zu welchem Datum ein Lebensmittel *mindestens* haltbar ist. Bei fehlerfreier Lagerung ist ein Lebensmittel durchaus über das MHD hinweg verzehrbar. Verlassen Sie sich hierbei bitte auf Ihre eigenen Sinne: Riecht das Lebensmittel noch produkttypisch? Hat sich Schimmel gebildet? Schmeckt es noch typisch oder vielleicht doch säuerlich, oder ranzig? Die Wasserschicht, die sich beispielsweise auf einem Joghurt bildet, ist kein Zeichen für Verfall. Diese können Sie einfach wieder unterrühren und den Joghurt wie gewohnt genießen. Vorsicht ist bei Konserven und bei in Plastik verpackten (vor allem tierischen) Produkten geboten. Diese können das gefährliche Bakterium Clostridium botulinum enthalten. Da es sich um gasbildende Bakterien handelt, bläht sich die Packung bei Verderb auf. Selbst stabile Weißblechkonserven weisen dann nach außen gedrückte Deckel und Wände auf, sogenannte Bombagen. Diese Produkte sollten Sie, auch wenn Sie noch innerhalb des MDH liegen, *auf keinen Fall* verzehren, da dies zu ernsthaften Gesundheitsschäden bis hin zu Tod führen kann.

Nicht zu verwechseln ist das MHD mit dem Verbrauchsdatum. Dieses Datum ist auf Lebensmitteln angegeben, die sehr leicht verderben. Dies ist beispielsweise bei rohem Fisch oder Hackfleisch der Fall. Da sich in diesen Produkten Bakterien sehr leicht vermehren können, sollten Sie Produkte mit einem „zu verbrauchen bis:" – Datum nicht über diesen Tag hinaus verzehren.

Tierische Erzeugnisse wie Fleisch, Milch, Joghurt, etc. müssen das Identitätskennzeichen tragen. Dieses ist eine Abfolge von Buchstaben und Zahlen in einem ovalen Kreis. Angegeben wird dadurch der Ort des letzten Verarbeitungs- oder Verpackungsschrittes. DE (Deutschland) für das Land, BY für das Bundesland, in diesem Fall Bayern. Und die folgende

Nummer ist die Zulassungsnummer des Verarbeitungsbetriebs. EG ganz am Ende steht für Europäische Gemeinschaft.

Das heißt, nur weil eine Ware die Bezeichnung DE für Deutschland trägt, muss das Fleisch nicht aus Deutschland stammen, es reicht, wenn es zuletzt hier verarbeitet wurde. Dies ist leider nicht als adäquate Kennzeichnung von tierischen Lebensmitteln anzusehen.

Dann wäre da noch der Code auf dem Ei. Dieser gibt die Haltung des Huhnes an, das das Ei gelegt hat. 0 bedeutet ökologische Erzeugung, 1 steht für Freilandhaltung, 2 für Bodenhaltung und 3 für Käfighaltung. Es folgt der Ländercode und eine Nummer, die Bundesland, Betrieb und Stall codiert. Leider wird oftmals nicht angegeben, woher Eier stammen, die in Lebensmitteln vorverarbeitet sind, beispielsweise in Nudeln oder Backwaren.

Dann gibt es noch eine Reihe von Biosiegeln, allen voran das EU-Biosiegel. Dieses ist in Deutschland jedoch nicht vorrangig empfehlenswert, da die deutschen Haltungsbedingungen teilweise besser sind als die von der EU vorgegebenen Bio-Haltungsbedingungen. Hier halten Sie sich eher an die Siegel der Anbauverbände wie Demeter, Bioland oder Naturland. Natürlich umfasst die Bio-Landwirtschaft noch viel mehr als nur die Haltungsbedingungen und Fütterung der Tiere. Es geht auch um den Einsatz von Pestiziden und anderen Dingen. Mehr dazu finden Sie im Kapitel „Biologische Landwirtschaft".

Noch ein kurzes Wort zu „Analogkäse" und „Separatorenfleisch". Generell gilt: Wo Käse draufsteht, muss Käse drin sein. Es ist verboten, ein Käseimitat, beispielsweise aus Pflanzenfett, als Käse zu deklarieren. Dies wäre ein klarer Fall von Verbrauchertäuschung und würde strafrechtliche Konsequenzen nach sich ziehen.

Biologische Landwirtschaft

Die biologische Landwirtschaft gilt als die schonendste und nachhaltigste Form der Landwirtschaft. Hierbei sollen Ressourcen geschont und an die nachkommenden Generationen weitergegeben werden. Einer Ausbeutung wird aktiv entgegengearbeitet. Somit wird auch der Verarmung der Böden, der pflanzlichen Nahrung und auch der tierischen Produkte entgegengewirkt.

Fremdenergie soll nicht genutzt werden. Dies bedeutet: Verzicht auf Kunstdünger, dessen Herstellung viel Energie benötigt. Auch der Verzicht auf chemische Pestizide und Pflanzenvernichtungsmittel spielt eine große Rolle, da der Boden ernährt werden soll, nicht die Pflanze. Das Zusammenspiel des Ökosystems Acker ist extrem komplex. Unkraut ist auch immer ein Indikator für eine unpassende Bodenqualität, weshalb durch ständige, wohl überlegte Fruchtfolge, der Acker nicht ausgebeutet wird, sondern die angebauten Pflanzen sich gegenseitig ergänzen. Gedüngt wird vorwiegend mit dem am Hof anfallenden Mist und Kompost.

Deutsche Landwirtschaftsvereinigungen wie Demeter, Naturland oder Bioland, gehen hierbei noch deutlich weiter als die Bio-Verordnung der EU. Es wird neben dem Verbot des Einsatzes von Kunstdünger, Pestiziden und Gentechnik auch die Massentierhaltung angeprangert und für ungesund erklärt. Das bezieht sich nicht nur auf die Gesundheit und Lebensqualität der Tiere, sondern auch auf die Gesundheit des Menschen.

Tiere in Massentierhaltung leiden oftmals unter gesundheitlichen Beeinträchtigungen, die sich aus der nicht artgerechten Tierhaltung ergeben. Es werden Medikamente verabreicht, die sich dann als Rückstände in Milch, Fleisch oder Eiern finden lassen. Auch ist das Wachstum dieser Tiere nicht auf Nachhaltigkeit ausgelegt. Es soll immer schneller gehen, sodass die Tiere möglichst schnell geschlachtet werden können – bevor sich noch weitere gesundheitliche Probleme ergeben.

Vergleichen Sie dies einmal mit einem Bodybuilder, der Anabolika zu sich nimmt, um schnelles Muskelwachstum zu generieren. Mal abgesehen davon, dass die Potenz darunter leidet, lagern die Muskeln oftmals nur Wasser ein, statt sich nachhaltig und langsam aufzubauen und zu einem gesunden Gewebe heranzureifen – denn dies benötigt Zeit! Das Ergebnis ist ein Steak, das in der Pfanne auf Erbsengröße zusammenschrumpft, wenn das ganze eingelagerte Wasser verdampft ist.

Auch Stresshormone finden sich im Fleisch dieser Tiere wieder, da der Weg zum nächsten Massenschlachthof oftmals sehr weit ist. Die Schlachtung ist meistens absolut brutal und geschieht, ohne auch nur einen Gedanken an das Tier zu verschwenden. Mehr hierzu im Kapitel „Tierische Erzeugnisse".

Da es leider den Platz dieses Buches sprengen würde, für jeden Bio-Verband die Regeln und Prinzipien aufzuzählen, liste ich Ihnen in der nachfolgenden Tabelle empfehlenswerte Bio-Vereinigungen auf. Besuchen Sie gerne deren Internetseiten und informieren Sie sich über die Vielfältigkeit und die Nachhaltigkeit der biologischen Landwirtschaft.

Auch und vor allem regionale Projekte sind einen Blick wert. Suchen Sie in Ihrem eigenen Landkreis eine Vereinigung, die die nachhaltige Landwirtschaft fördert. So etwas kann auch oft bei Bekannten, Nachbarn oder bei der Gemeinde erfragt werden.

Demeter	www.demeter.de
Bioland	www.bioland.de
Naturland	www.naturland.de
Biokreis	www.biokreis.de

Pflanzliche Lebensmittel

Tierische Lebensmittel aus Massentierhaltung sind nicht gesund für den Menschen und eignen sich nicht zur gesunden Ernährung - dies habe ich bereits ausführlich thematisiert. Und auch bei pflanzlichen Lebensmitteln taucht ein vergleichbares Phänomen auf.

Industriell hergestelltes Gemüse, Obst, Getreide oder Pilze zeigen oftmals eine Verarmung an Vitaminen und Mineralien sowie an wichtigen sekundären Pflanzenstoffen. Dies ist einerseits darauf zurückzuführen, dass ein pflanzliches Lebensmittel immer nur so gehaltvoll sein kann wie der Boden, in dem es wächst. Durch die ständigen Monokulturen wird der Boden ausgelaugt und der Anbau der immer gleichen Pflanzenart raubt dem Boden Jahr für Jahr dieselben Nährstoffe. Dies führt dazu, dass manche Bodenbestandteile Überhand nehmen und andere vollkommen verschwinden. Nun muss exzessiv gedüngt werden, um das Wachstum der Pflanzen überhaupt noch sicherzustellen.

Gleichzeitig jedoch wächst verstärkt „Unkraut" auf den Äckern. Meist handelt es sich um Indikatorpflanzen, die auf eine ganz bestimmte Bodenbeschaffenheit (beispielsweise zu sauer, zu basisch oder zu kalkhaltig) hinweisen. Diesen Indikatorpflanzen wird allerdings keine Beachtung mehr geschenkt, sondern sie werden durch Dünger und Unkrautvernichter, getoppt mit Schädlingsbekämpfungsmitteln (den sogenannten Pestiziden) einfach wegradiert.

Ein weiterer Faktor ist, dass vor allem Lebensmittel, die aus fernen Ländern stammen - beispielsweise Bananen, Pilze und viele, viele andere - unreif geerntet werden, um die lange Reise bis nach Deutschland ohne Verderb zu überstehen. Natürlich reifen diese Lebensmittel bis zu einem gewissen Grad nach, sonst würden wir Bananen immer unreif verzehren. Doch wenn Sie schon mal eine Banane in ihrem

Ursprungsland verzehrt haben, werden Sie wissen, dass diese Frucht dort ganz anders schmeckt – und nebenbei auch viel mehr Vitamine, Mineralien und sekundäre Pflanzenstoffe enthält, die sie in Zeit ihres Wachstums bis hin zur vollständigen Reife durch die Wurzeln aus dem Boden aufnehmen konnte.

So gilt nicht nur für tierische Erzeugnisse – wie Sie im nächsten Kapitel lesen werden – sondern auch für pflanzliche Lebensmittel der Grundsatz: lieber regional und wenn möglich auch in Bio-Qualität genießen. Auf diese Weise wird eine nachhaltige Landwirtschaft gefördert und Sie können Lebensmittel genießen, die nicht mit hochtoxischen Spritzmitteln belastet sind. Dies hat übrigens auch noch den Vorteil, dass es meist besser schmeckt, reife Erdbeeren vom hiesigen Feld zu verzehren, als die Früchte, die in welchem Land auch immer unreif geerntet werden, um bei uns in Deutschland verkauft zu werden. Oftmals sind diese pflanzlichen Lebensmittel zudem sehr stark mit Pestiziden belastet und anderweitig behandelt.

INHALTSSTOFFE

Gemüse, Obst, Nüsse, Pilze und Getreide sind die Grundpfeiler der vielseitigen, gesunden Ernährung. Neben Vitaminen, Mineralien und Ballaststoffen enthalten pflanzliche Nahrungsmittel vor allem sekundäre Pflanzenstoffe, die in vielfältiger Weise auf unseren Organismus wirken.

Vitamin C finden Sie beispielsweise in den Wintergemüsen Löffelkraut, Winterkresse, Feldsalat, Spinat, Lauch und Grünkohl. Ansonsten ist es auch in Paprika, Peperoni und Brokkoli in höheren Dosen zu finden.

Vitamin A ist so gut wie nur in tierischen Lebensmitteln zu finden. Dafür sind viele Gemüsesorten aber reich am Vorläuferstoff Beta-

Carotin, welcher zur Deckung des Vitamin-A-Bedarfs vollkommen geeignet ist. Hier sind Karotten die absoluten Spitzenreiter. Als rot-oranger Farbstoff ist Beta-Carotin auch in allen so gefärbten Gemüsen nachweisbar. Auch Grünkohl, Spinat und Brokkoli enthalten übrigens ebenfalls sehr viel Beta-Carotin.

Vitamin E findet sich beispielsweise in Nüssen. Diese sind auch eine hervorragende Fettquelle, während Pilze beispielsweise dazu beitragen, den Bedarf des Sonnenvitamins D zu decken.

Auch verschiedene Mengen- und Spurenelemente sind in verschiedenen Gemüsesorten enthalten. Hierbei kommt es weniger darauf an, den genauen Gehalt von jedem einzelnen Vitamin in jedem einzelnen Obst und Gemüse zu kennen. Sonst würden Sie ja vor lauter Rechnerei nicht mehr zum Essen kommen.

Viel besser ist es, auf eine ausgewogene Ernährung zu achten. Seien Sie sich bewusst, welche Möglichkeiten Ihnen geboten werden und nutzen Sie all diese Gemüse-, Obst- und Getreidesorten. Es ist ganz natürlich, dass es Phasen gibt, in denen beispielsweise weniger Erdbeeren oder weniger Gurken verzehrt werden, da diese nun mal im Winter in Deutschland nicht wachsen. Natürlich könnten Sie nun zum jeweiligen Produkt im Supermarkt greifen und eine Erdbeere aus einem wärmeren Land verzehren – die nebenbei nur halb so gut schmeckt und nur einen Bruchteil der Inhaltsstoffe aufweist – oder Sie studieren die Saisontabelle und greifen zu saisonalen Gemüsen. Grünkohl beispielsweise ist im Winter sehr beliebt.

Sekundäre Pflanzenstoffe

Als sekundäre Pflanzenstoffe werden Stoffe bezeichnet, die sich nicht zu den klassischen Vitaminen, Mineralien oder den Makronährstoffen zählen lassen. Diese haben teils herausragende und beeindruckende Wirkmechanismen, die sich der Mensch durch den Verzehr zunutze machen kann. Die Pflanze nutzt die sekundären Pflanzenstoffe als Antioxidantien, zur Abwehr von Fressfeinden und zur Bekämpfung von Krankheiten.

- **Carotinoide**

Carotinoide haben eine immunstärkende Wirkung und bekämpfen Entzündungen. Carotin ist ein bekannter Vertreter dieser Gruppe und kommt hauptsächlich in rotem, gelbem und orangem Gemüse vor. Lycopin ist ein eher roter Farbstoff, der beispielsweise in frischen Tomaten zu finden ist. Dieser kann als Sonnenschutz von innen bezeichnet werden und ist wirksame Prophylaxe vor verschiedene Krebsarten.

- **Flavonoide**

Flavonoide sind entzündungshemmend und leicht gerinnungshemmend. Sie kommen in Auberginen, Tomaten, Radieschen, roter Beete, roten Zwiebeln, in grünen Salaten und anderen Gemüsearten vor. Flavonoide befinden sich aber vor allem in oder direkt unter der Schale und in den äußeren Blättern des Salates. Je intensiver der Sonneneinfall ist, desto mehr Flavonoide sind in den Pflanzen enthalten.

- **Glucosinolate**

Diese Stoffe können Infekte abwehren und das Immunsystem stärken. Auch wird ihnen nachgesagt, das Darmkrebsrisiko zu senken. Glucosinolate sind für den scharfen Geschmack in Pflanzen verantwortlich. Bekannte Vertreter sind Meerrettich, Senf, Kresse, Rettich und Radieschen. Aber auch Rosenkohl und Grünkohl enthalten Glucosinolate. Eine wahre Glucosinolat-Bombe sind übrigens Brokkoli-Keimsprossen.

- **Phenole**

Phenolsäuren stabilisieren die Zellwände und wirken besonders antioxidativ. Sie sind vermehrt in Walnüssen, Grünkohl und grünen

Bohnen enthalten.

- **Phytosterine**

Diesen sekundären Pflanzenstoffen wird nachgesagt, den Cholesterinspiegel des Blutes positiv beeinflussen zu können und sich auf die Gesundheit von Blase und Prostata auszuwirken. Essen Sie hierzu eher fetthaltige Pflanzensorten wie Avocado, Nüsse, Samen und Soja.

- **Resveratrol**

Dieser Stoff kommt vor allem in roten Trauben vor, aber auch in Rotwein und Staudenknöterich. Resveratrol ist unter anderem für die Aussage, dass Rotwein gesund ist verantwortlich. Bedenken Sie diesbezüglich: Immer in Maßen konsumieren! Allerdings sind rote Trauben genauso gesund und können die lebensverlängernde Wirkung des Resveratrols an den Menschen weitergeben.

- **Saponine**

Die Saponine wirken schleimlösend. Sie sind neben vielen Heilkräutern auch in Spinat und Hülsenfrüchten zu finden. Ebenfalls wirken sie auf den Cholesterinspiegel und das Immunsystem.

- **Sulfide**

Scharf schmeckende Pflanzen wie Lauch, Zwiebeln, Schnittlach, Bärlauch und Knoblauch besitzen besonders viele Sulfide. Diese stärken das Immunsystem, sind hilfreich in der Prophylaxe von Arteriosklerose und senken das Risiko für Magenkrebs.

- **Terpene**

Beispielsweise in Pfefferminze, Kümmel, Limonen, Zitronen und Orangen enthalten, können Terpene das Krebsrisiko senken und gleichzeitig den Stoffwechsel ankurbeln und Ihnen dabei helfen, lästige Kilos leichter loszuwerden.

Diese Liste der sekundären Pflanzenstoffe ist längst nicht allumfassend. Immer wieder entdeckt die Wissenschaft auch heute noch einen Stoff in unseren Nahrungspflanzen, der eine überraschende Wirkung aufweist. Deshalb ist auch hier der Hinweis auf eine abwechslungsreiche und ausgewogene Kost noch mal anzubringen.

Synthetische Präparate vs. echte Pflanzen

Die Pflanzenwelt ist oftmals das Vorbild für viele pharmakologisch wirksame Stoffe. Ein Beispiel ist die Acetylsalicylsäure, der Bestandteil des Medikaments Aspirin. Der Stoff stammt aus der Weidenrinde, weshalb in vor-pharmakologischen Zeiten als Schmerzmittel auch Weidenrinde gekaut wurde. Warum ist Weidenrinde jedoch weniger blutverdünnend und macht weniger Magenprobleme als Aspirin?

Dies liegt daran, dass die Acetylsalicylsäure in der Weidenrinde nicht der einzige Stoff ist, der eine Wirkung entfaltet. Das Zusammenspiel dutzender sekundärer Pflanzenstoffe, Kohlenhydrate, Vitamine, Mineralien, Proteine und Fette – das ist es, was die Pflanzen auf vielen Ebenen wirkungsvoller und vor allem nebenwirkungsfreier macht.

GEMÜSE

Es gibt viele verschiedene Gemüse, die sich in übergeordnete Kategorien einteilen lassen. Diese Kategorien sind Blattgemüse, Blütengemüse, Fruchtgemüse, Knollengemüse, Sprossengemüse, Stielgemüse, Wurzelgemüse, Zwiebelgemüse und Hülsenfrüchte.

Wenn es um die Lagerung von Gemüse geht, gibt es verschiedene Philosophien. Manche packen es in den Kühlschrank, andere in die dunkle Vorratskammer, bei manchen wird es in Tupper- Schüsseln verpackt, andere stecken es in Porzellangefäße oder Jutebeutel. Eines gibt es aber immer zu beachten: Lagern sie kein Gemüse gemeinsam mit Obst, es sei denn, Sie wollen den Effekt des Pflanzenhormons Ethylen nutzen. Dieses sondern viele Obstsorten, beispielsweise Äpfel, als Gas aus. Das Hormon sorgt für eine beschleunigte Reifung, das Gemüse verdirbt dann schneller.

Manche Gemüsesorten sollten Sie nicht roh verzehren. Zu diesen zählen beispielsweise Kartoffeln, da diese als Vertreter der Nachtschattengewächse das Alkaloid Solanin enthalten, welches in hohen Dosen toxisch wirkt. Solanin ist auch im Grün von Tomaten zu finden, weshalb Sie ausgeprägte grüne Stellen um den Stängelansatz entfernen sollten.

Ein weiterer dieser toxischen Stoffe ist die Gruppe der Thioglykoside. Diese befinden sich beispielsweise in Blumenkohl, Weißkraut und Rotkohl. Deshalb sollten diese Gemüse möglichst gekocht werden.

Auch rohe Bohnen sind nicht für den Verzehr geeignet und sollten mindestens 15 Minuten gekocht werden, um das Phasin unschädlich zu machen. Phasinvergiftungen äußern sich in Erbrechen, Durchfall und anderen Magen- und Darmbeschwerden.

Auch die gefürchteten Nitrite tauchen im Gemüse auf. Dies ist aber kein natürlicher Inhaltsstoff, sondern kommt vorwiegend von zu exzessiver Düngung der Böden. Auch Rückstände von Pestiziden und Schwermetallen sind bei konventioneller Landwirtschaft leider häufig in Gemüsen zu finden.

Denken Sie bei der Zubereitung des Gemüses immer daran, dass fettlösliche Vitamine sich nur im Darm absorbieren lassen, wenn Sie etwas Fett mit der Nahrung zu sich nehmen. Hier ist ein hochwertiges Pflanzenöl, am besten eines mit einem idealen Omega-3 zu Omega-6-Verhältnis, empfehlenswert.

Saisontabelle -Gemüse-

Die folgende Tabelle ist sinngemäß der Seite www.regional-saisonal.de entnommen.

Legende: L bedeutet, das Gemüse ist als Lagerware aus regionalem Anbau verfügbar. x steht für frisches Gemüse aus heimischem Anbau. - bedeutet, das Gemüse ist weder frisch noch als Lagerware regional verfügbar.

Gemüse	Jan	Feb	Mär	Apr	Mai	Jun	Jul	Aug	Sep	Okt	Nov	Dez
Aubergine	-	-	-	-	-	-	x	x	X	x	-	-
Blumenkohl	-	-	-	-	x	x	x	x	x	x	-	-
Grüne Bohnen	-	-	-	-	-	-	x	x	x	x	-	-
Dicke Bohnen	-	-	-	-	-	x	x	x	-	-	-	-
Brokkoli	-	-	-	-	-	x	x	x	x	x	-	-
Butterrüben	L	L	L	L	-	-	-	x	x	x	x	x
Champignons	x	x	x	x	x	x	x	x	x	x	x	x
Erbsen	-	-	-	-	-	x	x	x	-	-	-	-
Fenchel	-	-	-	-	-	x	x	x	x	x	x	-
Grünkohl	x	x	-	-	-	-	-	-	-	-	x	x
Gurke	-	-	-	-	-	x	x	x	x	x	-	-

Kartoffeln	L	L	L	L	L	x	x	x	x	x	L	L
Kohlrabi	-	-	-	-	x	x	x	x	x	x	-	-
Kürbis	L	L	-	-	-	-	-	x	x	x	x	L
Lauch/ Porree	x	x	x	x	x	x	x	x	x	x	x	x
Frühlingszwiebel	-	-	-	-	x	x	x	x	x	x	-	-
Mais	-	-	-	-	-	-	-	x	x	x	-	-
Mangold	-	-	-	-	x	x	x	x	x	x	-	-
Karotten	L	L	L	L	L	x	x	x	x	x	L	L
Paprika	-	-	-	-	-	-	x	x	x	x	-	-
Pastinaken	-	-	-	L	-	-	-	-	x	x	x	x
Radieschen	-	-	-	-	x	x	x	x	x	x	-	-
Rosenkohl	x	x	x	-	-	-	-	-	-	x	x	x
Rote Beete	L	L	L	L	-	-	x	x	x	x	x	L
Rotkohl	L	L	L	L	L	x	x	x	x	x	x	L
Schwarzwurzeln	x	x	-	-	-	-	-	-	-	x	x	x
Spargel	-	-	-	x	x	x	-	-	-	-	-	-
Spinat	-	-	x	x	x	-	-	-	x	x	x	-

Spitzkohl	-	-	-	-	x	x	-	-	-	-	-	-
Staudensellerie	-	-	-	-	-	-	x	x	x	x	-	-
Steckrüben	L	L	L	-	-	-	-	-	x	x	x	x
Tomaten	-	-	-	-	-	-	x	x	x	x	-	-
Topinambur	x	x	x	-	-	-	-	-	-	x	x	x
Weißkohl	L	L	L	L	-	x	x	x	x	x	x	L
Wirsing	x	x	L	-	x	x	x	x	x	x	x	x
Zucchini	-	-	-	-	-	x	x	x	x	x	-	-
Zuckerschoten	-	-	-	-	-	x	x	x	-	-	-	-
Zwiebeln	L	L	L	L	L	L	x	x	x	x	L	L

SALAT

Salate enthalten in ihren grünen und teils roten Blättern Beta-Carotine, die Vitamine B1, B2, B6 und C, aber auch Kalium, Phosphor, Magnesium und Eisen und sind dabei sehr kalorienarm. Da es das ganze Jahr über Salate gibt, die Saison haben, ist der Genuss nicht nur im Sommer, sondern gerade im Winter wichtig, um den Körper mit den nötigen Bausteinen zu versorgen.

Dadurch, dass Salat einen hohen Anteil an Ballaststoffen aufweist, ist er sättigend und beeinflusst die Verdauung auf positive Weise. Beachten Sie, dass Sie immer ein gutes pflanzliches Öl an Ihren Salat und natürlich auch an Ihr Gemüse lassen. Dies ist wichtig, damit die Fettsäuren und vor allem die fettlöslichen Vitamine im Darm aufgespalten und absorbiert werden können.

Saisontabelle -Salat-

Die folgende Tabelle ist sinngemäß der Seite www.regional-saisonal.de entnommen.

Legende: L bedeutet, das Gemüse ist als Lagerware aus regionalem Anbau verfügbar. x steht für frisches Gemüse aus heimischem Anbau. - bedeutet, das Gemüse ist weder frisch noch als Lagerware regional verfügbar.

Salat	**Jan**	**Feb**	**Mär**	**Apr**	**Mai**	**Jun**	**Jul**	**Aug**	**Sep**	**Okt**	**Nov**	**Dez**
Batavia	-	-	-	-	x	x	x	x	x	-	-	-
Chicorée	x	x	x	x	-	-	-	-	-	x	x	x
Eichblatt-salat	-	-	-	-	x	x	x	x	x	x	-	-
Eisberg-salat	-	-				x	x	x	x	x	-	-
Endivien-salat	-	-	-	-	x	x	x	x	x	x	x	x
Feldsalat	x	x	x	x	-	-	-	-	-	x	x	x
Kopfsalat	-	-	-	-	x	x	x	x	x	x	-	-

Lollo Rosso	-	-	-	-	x	x	x	x	x	x	-	-
Portulak	x	x	x	x	-	-	x	x	x	x	x	x
Radicchio	L	L	-	-	-	-	-	x	x	x	x	L
Rucola	-	-	-	x	x	x	x	x	x	-	-	-

OBST

Zwei Portionen Obst pro Tag – dies empfiehlt die DGE. Obst ist vor allem im Sommer ein beliebter Snack für zwischendurch.

Vitamine, Mineralien, sekundäre Pflanzenstoffe – alle positiven und essenziellen Nährstoffe stecken in den verschiedenen Obstsorten. Ob nun der Apfel oder die Himbeere mehr Vitamin C haben, ist auch hier letztendlich egal. Rechnen Sie nicht zu viel, sondern ernähren Sie sich – ich weiß, Sie können es vermutlich schon nicht mehr hören – ausgewogen und abwechslungsreich.

https://gesund.co.at/obst-abc-obstsorten-2-11236/

Wenn Sie gern mehr über die Wirkung der einzelnen Obstsorten erfahren möchten, besuchen Sie die Seite von Gesund.Co.at. Dort finden Sie die einzelnen Obstsorten im Steckbrief und können nachlesen, welche Stoffe diese vorwiegend erhalten und wofür ihre sekundären Pflanzenstoffe nützlich sind. Die Himbeere zum Beispiel kann bei Augenleiden helfen und die Regeneration von Haut, Haaren und Nägeln fördern. Wenn Sie das Kapitel mit den Vitaminen aufmerksam gelesen haben, wissen Sie, dass Ersteres auf den Beta-Carotin-Gehalt und Zweiteres auf das Vitamin B7 (Biotin) zurückzuführen ist.

Leider haben die verschiedenen Obstsorten jeweils nur eine sehr kurze Saison, die sich auch alle in den Sommermonaten überschneiden. Es gibt allerdings sehr viele Möglichkeiten, die Früchte haltbar zu machen, beispielsweise als Saft, Gelee oder Marmelade, durch Einfrieren, die Kompott-Zubereitung und andere Verfahren. Natürlich gehen hierbei einige der guten Vitamine und Mineralien verloren und letztendlich könnte man darüber streiten, ob derart konserviertes Obst mehr oder weniger Inhaltsstoffe hat als das Obst, welches Sie außerhalb der Saison im Supermarkt kaufen können.

Ich finde allerdings, dass es leckerer schmeckt – nicht zuletzt, weil man es selbst gemacht hat.

Saisontabelle -Obst-

Die folgende Tabelle ist sinngemäß der Seite www.regional-saisonal.de entnommen.

Legende: L bedeutet, das Gemüse ist als Lagerware aus regionalem Anbau verfügbar. x steht für frisches Gemüse aus heimischem Anbau. - bedeutet, das Gemüse ist weder frisch noch als Lagerware regional verfügbar.

Obst	**Jan**	**Feb**	**Mär**	**Apr**	**Mai**	**Jun**	**Jul**	**Aug**	**Sep**	**Okt**	**Nov**	**Dez**
Apfel	L	L	L	L	L	-	-	x	x	x	x	L
Aprikose	-	-	-	-	-	-	x	x	-	-	-	-
Birne	-	-	-	-	-	-	-	x	x	x	L	L

Blaubeeren/Heidelbeeren	-	-	-	-	-	x	x	x	x	-	-	-
Brombeeren	-	-	-	-	-	-	x	x	x	-	-	-
Erdbeeren	-	-	-	-	x	x	x	-	-	-	-	-
Himbeeren	-	-	-	-	-	x	x	x	-	-	-	-
Holunderbeeren/ Flieder	-	-	-	-	-	-	-	-	x	x	-	-
Johannisbeeren	-	-	-	-	-	x	x	x	-	-	-	-
Kirsche	-	-	-	-	-	x	x	x	-	-	-	-
Mirabellen	-	-	-	-	-	-	x	x	x	-	-	-
Pflaumen	-	-	-	-	-	-	x	x	x	-	-	-
Quitten	-	-	-	-	-	-	-	-	x	x	x	-

Rhabar-ber	-	-	-	x	x	x	-	-	-	-	-	-
Stachel-beere	-	-	-	-	-	x	x	x	-	-	-	-
Wasser-melone	-	-	-	-	-	-	-	x	x	-	-	-
Wein-traube	-	-	-	-	-	-	-	-	x	x	-	-
Zwetsc hgen	-	-	-	-	-	-	x	x	x	x	-	-

GETREIDE

Das Getreide hat es heutzutage nicht leicht in unserer Ernährung. Nicht nur die in Verruf geratenen Kohlenhydrate enthält es besonders viel, auch das Klebe-Eiweiß Gluten ist in vielen Getreidesorten enthalten und kann Nahrungsmittelunverträglichkeiten und sogar Allergien auslösen.

Dabei gilt: Nicht alle Getreidesorten sind von Grund auf schlecht und nicht einmal Weizen müssen Sie von heute an strikt meiden, sondern genießen Sie ihn – sofern Sie ihn vertragen – bitte nur noch in Maßen.

Der Überblick über die verschiedenen Getreidesorten scheint etwas konfus, ist aber eigentlich gar nicht so schwer.

Echte Getreide

Zur Familie der Getreide gehören sieben verschiedene Gattungen. Die am meisten angebauten Sorten sind Mais, Weizen und Reis. Die übrigen Gattungen sind Roggen, Gerste, Hafer und Hirse. Dem

Getreidekenner wird aufgefallen sein, dass Dinkel, Einkorn und Emmer nicht in dieser Liste vertreten sind. Dennoch handelt es sich bei diesen Arten, die vorwiegend im Biosektor oder bei Gluten-Unverträglichkeit genutzt werden, um waschechtes Getreide. Sie gehören allerdings zu einer Unterart des Weizens und fallen somit unter die Gattung „Weizen".

Getreide gilt als wichtigster Nährstoff für den Menschen und sollte in keiner ausgewogenen Ernährung fehlen. Natürlich sollte auch Getreide nicht in Massen verzehrt werden, aber das gilt ja auch für jedes andere Lebensmittel. Und ob Sie es glauben oder nicht: Selbst von Wasser kann man zu viel zu sich nehmen.

In Getreide sind verschiedene Proteine, Kohlenhydrate, Fettsäuren, viele B-Vitamine sowie andere Vitamine und Mineralien enthalten.

Um immer leistungsfähigeres Getreide heranzuzüchten, werden die Sorten gekreuzt und immer weiterentwickelt. Dies wird auch in verschiedenen Büchern aufgegriffen. Einige Ernährungswissenschaftler vertreten die Ansicht, dass der heutige Weizen nicht für den menschlichen Verzehr geeignet ist. Es handelt sich bei diesem nämlich um ein vorwiegend in der Mast eingesetztes Tierfutter, mit dem die Tiere immer schneller immer fetter werden sollen, damit sie schnell das Schlachtendgewicht erreichen.

Nach diesen Theorien ist es kaum verwunderlich, dass es so viele übergewichtige - gemästete - Menschen gibt.

Daher wird von Experten der Griff zum Urgetreide empfohlen. Dies sind Sorten, die noch nicht so überzüchtet und verändert sind wie der konventionelle Weizen. Zu den Urgetreiden zählen beispielsweise Grünkern, Emmer oder Dinkel.

Beachten Sie, dass beim Genuss von Getreideprodukten vorwiegend Vollkorn-Varianten verzehrt werden sollten. Dies hat den Hintergrund, dass sich die wertvollen Bestandteile wie Vitamine und Mineralien vorwiegend in den äußeren Schichten des Korns und seiner Hülle befinden. Bei Weizenmehlprodukten werden diese aber nahezu vollständig vor dem Mahlen entfernt.

Pseudogetreide

Aus diesen Pflanzen lässt sich ebenfalls Mehl erstellen, sie zählen aber nicht zur Familie der Getreide. Zu den Pseudogetreiden zählen Amaranth, Buchweizen, Hanf und Quinoa. Diese Produkte sind absolut glutenfrei und eignen sich somit hervorragend für Menschen mit einer Gluten-Unverträglichkeit. Aber auch für alle anderen Menschen sind diese Produkte wahre „Superfoods".

In Buchweizen beispielsweise stecken viele Mineralien wie Kalium, Magnesium, Calcium, Fluor und Eisen. Auch viele B-Vitamine und Vitamin E sind enthalten. Das Proteinmuster ist vom menschlichen Körper nahezu vollkommen verwertbar, es handelt sich also um sehr hochwertiges Nahrungsprotein.

Nur Brot können Sie mit Buchweizen nicht backen, dafür aber Pfannkuchen. Außerdem Sie können sogar Nudeln daraus herstellen.

Das Brotbacken ist generell ein sehr schwieriges Thema, da hierfür das Gluten, das Klebe-Eiweiß, benötigt wird. Inzwischen gibt es allerdings in vielen Bäckereien wunderbar wohlschmeckende Alternativen.

NÜSSE

Nüsse sind wertvoller Bestandteil einer ausgewogenen Ernährung und sind noch dazu perfekt als gesunder Snack geeignet. Tauschen Sie die Chips beim nächsten Fernsehabend gerne durch Nüsse aus und genießen Sie sozusagen nebenbei die Extrapackung Vitamine und Mineralien.

Nüsse sind zudem sehr fettreich. Sie enthalten essenzielle Fette, deren Aufnahme sich positiv auf die Gesundheit auswirkt. Auch Proteine und Kohlenhydrate, viele Vitamine (vor allem A, E und B-Vitamine) und Mineralien wie beispielsweise Magnesium, Calcium, Phosphor und Kalium sind in den Nüssen enthalten.

Der nun folgende Ratschlag wird Ihnen sicher schon bekannt vorkommen: Sie sollten auch bei den Nüssen auf die Herkunft achten. Bei konventionellem Anbau können auch Nüsse stark mit Pestiziden und anderen Spritzmitteln belastet sein. Außerdem gibt es eine Reihe von Verfahren, um die Nüsse im Nachhinein zu bearbeiten. Die Schwefelung beispielsweise soll die Schale aufhellen und Methylbromid wird während der Lagerung zugegeben, um Schädlinge fernzuhalten.

Genau genommen ist die Walnuss übrigens gar keine Nuss, sondern eine Steinfrucht. Dennoch wird sie – auch nach Lebensmittelrecht – zu den Nüssen gezählt. Die Walnuss ist besonders reich an den ungesättigten Omega-3-Fettsäuren. Dies macht sie vor allem für Veganer und Vegetarier als Lieferant dieser essenziellen Fettsäure sehr interessant.

Neben der Walnuss ist auch die Haselnuss eine in Deutschland heimische Art.

Erdnüsse sind die einzigen Nüsse, die unter der Erde wachsen. Verzehren Sie diese allerdings nicht so häufig, auch wenn sie lecker schmecken. Die Erdnuss ist reich an Harnsäure, welche sich bei zu hohem Verzehr im Körper ablagern kann.

Auch die Kokosnuss gehört zu den Nüssen und ist in dieser Kategorie der wasserreichste Vertreter. Ihr weicher Kern wird roh verzehrt, zu Kokosflocken oder -raspeln verarbeitet oder in Form von Kokosfett genutzt. Auch die Milch im Inneren wird gerne verwendet.

Paranüsse sind wild wachsend und stammen aus Brasilien, Venezuela, Guayana und Peru.

Cashewnüsse müssen Sie unbedingt vor dem Verzehr schälen. Diese

Arbeit wird dem Verbraucher aber zumeist abgenommen, da Cashewkerne nur geschält verkauft werden.

Eine weitere Nussart ist die Macadamianuss. Sie wurde in Australien erstmals entdeckt und ist die Nuss mit dem höchsten Fettgehalt. Dieser liegt bei bis zu 77%.

Auch Mandeln kennt bestimmt jeder von Ihnen, nicht zuletzt als geröstete Mandeln auf dem Jahrmarkt und zur Weihnachtszeit. Machen Sie diesen köstlichen, wenn auch leider sehr ungesunden Snack (den wir uns vor allem zu Weihnachten als kleine Ausnahme sicherlich mal gönnen können) doch mal selbst. Seien sie dabei aber nicht enttäuscht, wenn es beim ersten Mal nicht ganz so gut gelingt. Mit ein bisschen Geschick klappt es beim zweiten Mal sicherlich schon viel besser.

Bittermandeln enthalten die gefährliche Blausäure, die bereits in geringen Dosen hochtoxisch ist. Kulturen aus den Mittelmeerländern können einen Bittermandel- Anteil enthalten. Diese schmecken - wie der Name es erahnen lässt - extrem bitter und sollten immer ausgespuckt anstatt verzehrt werden.

Zu guter Letzt ein Blick auf die Pistazien. Diese tragen auch den Namen „grüne Mandeln" und werden nur alle zwei Jahre reif. Deshalb sind die grünlichen Nüsse meist teurer als andere Nusssorten.

Und dann wären da noch die Pinienkerne. Dies sind die essbaren Früchte der Pinien, wobei nicht alle Arten diese essbaren Kerne tragen. Da sehr hohe Qualitätsstandards an Pinienkerne gestellt werden, sind sie sogar noch teurer als die zuvor genannten Pistazien.

PILZE

Pilze gehören weder zu den Pflanzen noch zum Reich der Tiere. Sie sind eine ganz eigene Spezies und unterscheiden sich in ihrer Ernährung und in ihrem Aufbau grundlegend. Dennoch haben sie eine Eigenschaft mit pflanzlichen und tierischen Nahrungsmitteln gemein: Sie liefern uns wertvolle Bestandteile und sollten Teil einer ausgewogenen Ernährung sein.

Laufend werden neue Pilzarten entdeckt, da sie sowohl riesengroß als auch winzig klein sein können. Die im Wald wachsenden, essbaren Pilze sind inzwischen sehr gut untersucht und werden beispielsweise in der traditionellen chinesischen Medizin seit Jahrhunderten wegen ihrer sekundären Inhaltsstoffe hochgeschätzt und medizinisch verwendet. Gegen jedes Gebrechen ist ein Pilz gewachsen und vor allem der Reishi – der Pilz des langen Lebens – gilt als Symbol für die Unsterblichkeit. Wenn Sie sich für die Mykotherapie – das Heilen mit Pilzen – interessieren, ist die Gesellschaft für Vitalpilzkunde eine sehr kompetente Anlaufstelle.

www.vitalpilze.de

Beachten Sie, dass es auch genügend hochgiftige Pilze, beispielsweise den Fliegenpilz, gibt. Daher sollten Sie auf keinen Fall als unerfahrener Pilzsucher allein in den Wald gehen und irgendwelche Pilze ernten. Suchen sie sich zu diesem Zweck nicht nur Hilfe in einem Buch, sondern auch bei Fachleuten, die sich mit der Pilzerkennung hervorragend auskennen.

Zu den wichtigen Inhaltsstoffen in Speisepilzen zählen die Proteine. Außerdem liefern sie wertvolle Ballaststoffe, Vitamine (Vitamin A, eine Reihe von B-Vitaminen und sogar Vitamin D) und Mineralien wie Kalium, Selen, Zink und Eisen.

Essbare Pilze sind beispielsweise der Champignon, der Austernpilz (auch Austernseitling genannt), der Schopftintling und der Shiitake.

LAGERUNG UND ZUBEREITUNG

Viele Vitamine sind empfindlich gegenüber Licht und Luft. Deshalb sollten Sie frische Nahrungsmittel nicht über einen längeren Zeitraum hinweg offen herumliegen lassen. Packen Sie sie dunkel und in kleinen Behältnissen in den Kühlschrank oder den Vorratsraum. Beachten Sie hierbei die auf jeden Fall die kurze Haltbarkeit von frischen Lebensmitteln.

Auch langes Erhitzen zerstört viele Vitamine und beim Kochen in Wasser gehen vor allem die wasserlöslichen Vitamine in das Kochwasser über. Bedenken Sie dies und nutzen Sie beispielsweise das Wasser, in dem Sie zuvor Nudeln, Kartoffeln oder Reis gekocht haben, um eine Soße daraus zu machen.

Die Tatsache, dass fettlösliche Vitamine nur dann aufgenommen werden, wenn Sie eine Fettquelle in Ihre Mahlzeit einbauen, wurde bereits mehrfach angesprochen. Dennoch soll es auch an dieser Stelle noch einmal erwähnt werden.

Generell gilt: Verkopfen Sie sich nicht zu sehr. Sie brauchen keine Liste, welche Vitamine gegen was empfindlich sind oder bei welchen Temperaturen diese kaputt gehen. Besinnen Sie sich auch hier auf die Abwechslung. Solange ein Gemüse roh und gekocht verzehrt werden darf, wechseln Sie zwischen beiden Varianten. Dünsten Sie das Essen lieber, anstatt es scharf anzubraten. Die dabei entstehende Hitze zerstört viele Vitamine und verbrannte Stellen bilden Giftstoffe, die bei regelmäßiger Aufnahme durchaus gesundheitlich bedenklich sind.

Und denken Sie daran, dass Sie nur Öle und Fette verwenden, die zum Braten geeignet sind.

Die folgende Tabelle zeigt, welche Vitamine empfindlich auf Licht, Temperatur und Sauerstoff reagieren. Das s steht hierbei für stabil. Das x bedeutet, dass das Vitamin unter dem Einfluss der jeweiligen Bedingung schnell zerfällt.

Vitamin	**Sauerstoff**	**Licht**	**Temperatur**
A	x	x	X
Beta-Carotin	x	x	X
B1	x	s	X
B2	s	x	X
B3	s	s	X
B5	s	s	X
B6	s	x	X
B9	x	x	X
B12	x	x	S
C	x	x	X
D	x	x	X
E	x	x	X
K	s	x	S

Tierische Erzeugnisse

Tierische Lebensmittel, tierische Erzeugnisse – schon allein diese Begriffe lassen erahnen, zu was der Mensch seine Mitgeschöpfe degradiert hat.

Ja, Fleisch gehört zur täglichen Ernährung dazu. Und nein, ich will es Ihnen nicht ausreden oder Ihnen den Appetit verderben. Dennoch bitte ich Sie, an dieser Stelle weiterzulesen und sich anzuhören, was hinter diesen Lebensmitteln steckt. Es ist ein Leben!

Der Mensch ist schon seit der Steinzeit ein Allesfresser. Unsere Vorfahren, die Menschenaffen, ernährten und ernähren sich auch heute noch vegan. Mit der Entdeckung des Feuers wurde es ein Privileg des Menschen, sich zu einem Raubtier zu entwickeln und Fleisch in seine tägliche Ernährung zu integrieren.

Viele Mengen- und Spurenelemente – allen voran wohl das Eisen – werden mit tierischen Produkten vom menschlichen Organismus besser aufgeschlossen und verwertet. Auch das Proteinmuster der verspeisten Muskulatur ähnelt der des Menschen, sodass es von unserem Organismus effizient aufgeschlossen und verwertet werden kann. Eier, Milch und Milchprodukte liefern ebenso Vitamine wie Fleisch und gehören für viele zu einem ausgewogenen Speiseplan dazu.

Auch Fisch sowie Meeresfrüchte und Produkte dieser Tierarten, die beispielsweise essenzielle Fettsäuren und Jod liefern wie kaum eine andere Nahrungsquelle, gehören mit zu den tierischen Erzeugnissen und sollten auf jeden Fall auf Ihrem Speiseplan stehen.

Dennoch vertreten viele Wissenschaftler die Meinung, dass zu hoher Fleischkonsum schädlich für den Organismus ist. Ich greife hier gerne noch mal meinen Lieblingssatz auf: Die Jäger der Steinzeit haben es sicherlich nicht geschafft, jeden Tag ein Mammut zu erlegen. Natürlich hat das Fleisch, was sie von einem dieser riesenhaften Tiere erbeuteten, für eine lange Zeit ausgereicht. Doch dann gab es sicherlich auch Zeiten, in denen Fleisch Mangelware war und wo die Ernährung rein aus Gemüse, Obst, Nüssen, Samen, Kräutern und Wurzeln bestand.

Unser Organismus ist also auf Fleisch- und Fischkonsum ausgelegt, aber sicherlich nicht dafür, es jeden Tag und rauen Mengen zu verzehren. Durch einen erhöhten Fleischkonsum steigt der Bedarf verschiedener Vitamine und Mineralien deutlich an. Beispielsweise erhöht sich der Bedarf an Vitamin A.

Außerdem nehmen wir durch den Konsum von Fleisch kranker Tiere deren Krankheiten mit in unser System auf. In diesem Fall ist da Fleisch aus Massentierhaltung das, welches am stärksten belastet ist.

GEFAHREN DER MASSENTIERHALTUNG

Oftmals höre ich den Satz: „Hör auf, über die Schlachtung von Tieren zu sprechen. Das will ich gar nicht wissen, sonst esse ich kein Fleisch mehr."

Genau dies macht mich besonders traurig. Ich möchte hiermit nicht erreichen, die gesamte Menschheit zu Vegetariern oder gar Veganer zu bekehren. Ich möchte für einen gemäßigteren Fleischkonsum und vor allem für eine Abschaffung von Massentierhaltung und Massenschlachthöfen plädieren.

Tiere, die auf zu engem Raum, unter Abschluss der Natur und oftmals auch ohne jeglichen geregelten Sozialkontakt aufwachsen und gehalten werden, entwickeln mehr Krankheiten als ihre Artgenossen, die in artgerechter Haltung leben. Dadurch entstehen u.a. folgende Krankheiten: Zu schnell wachsende Puten entwickeln Schäden am Bewegungsapparat, da ihre Beine zu schwach sind, um das Gewicht ihres Fleisches zu tragen. Bei Schweinen treten Lungenprobleme durch die Belastung von Ammoniak aus Urin und Fäkalien auf. Und Milchrinder leiden unter Euterentzündungen und Klauenproblemen. Auch Mastbullen, Muttersauen, Ferkel, Hühner, Enten, Kaninchen und alle anderen Tiere, die der Mensch als Nutztiere bezeichnet und zur Herstellung von Lebensmitteln nutzt, fallen unter diese Kategorie. Und alle haben bedenklich häufig gesundheitliche Probleme.

Auch die Schlachtung an sich ist eine Extremsituation für diese Tiere. Oftmals werden sie – wenig sanft – auf riesenhafte LKW geladen, in denen sie mehrere Stunden transportiert werden. In der EU sind Transportwege bis zu 8 Stunden erlaubt, außerhalb der EU sind die Transporte oftmals über mehrere Tage hinweg möglich. Schließlich werden sie am Schlachthof wieder ausgeladen, alles laut, hektisch und neu ist. Tiere werden mit anderen Tieren von anderen Betrieben in Kontakt gebracht, was Stress auslöst. Und der Geruch nach Tod liegt über jedem Schlachthof, das ist nicht zu leugnen. Tiere riechen das, sie haben viel sensiblere Nasen als wir Menschen. Dies erzeugt Stress.

Die dabei ausgeschütteten Stresshormone befinden sich dann später in unserem Essen. Jedoch werden Stress und die dadurch ausgeschütteten Hormone als einige der Hauptgründe für Zivilisationskrankheiten angesehen – essen wir uns also krank?

Dass es auch anders geht, ist längst bekannt. Bioverbände und regionale Erzeuger plädieren auf kürzere Wege zum Schlachthof. Außerdem setzen sie sich für kleinere Schlachtbetriebe ein, in denen nicht dutzende, hunderte oder gar tausende Tiere pro Stunde geschlachtet werden, sondern in denen vielleicht nur ein oder zwei am Tag geschlachtet wird. Die Tiere sind entspannter und gesünder – und der Mensch, der diese Produkte verzehrt, ist es ebenfalls.

Generell gilt dies auch für alle Erzeugnisse, die den Tod des Tieres nicht bedingen – also Milch und Eier. Tiere in artgerechter Haltung erzeugen gesündere Lebensmittel. Wenn Sie sich für die Haltung verschiedener Tiere und die Erzeugung der Lebensmittel interessieren, besuchen Sie die Seite der Albert-Schweitzer-Stiftung. Dort finden Sie umfassende Informationen zu diesem Thema.

https://albert-schweitzer-stiftung.de/massentierhaltung

EIN UMDENKEN

Ich plädiere also keinesfalls dafür, den Fleischkonsum komplett aufzugeben – diese Entscheidung muss jeder für sich selbst treffen. Doch ich empfehle Ihnen: Kaufen Sie Fleisch nicht mehr im Discounter, sondern bei Ihrem regionalen Metzger. Fragen Sie die Mitarbeiter dort gerne mal nach der Herkunft des Fleisches. Sie werden Ihnen mit Freuden antworten. Vielleicht bekommen Sie auch Milch und Käse direkt bei Ihrem (Bio-) Bauern um die Ecke? Ein Blick über den Tellerrand lohnt sich und Sie tun damit nicht nur den Tieren etwas Gutes, sondern ganz nebenbei auch Ihrer Gesundheit!

Sie mögen jetzt vielleicht denken, dass Ihnen der Einkauf beim Fleischer um die Ecke zu teuer ist? Dieses Kostenargument kommt immer wieder auf. Doch wenn Sie sich daran erinnern, dass der Fleischkonsum in Deutschland – und eigentlich auch in allen Industriestaaten der Welt – generell viel zu hoch ist, erledigt sich auch das Anfallen von Mehrkosten. Verzehren Sie nur ein oder zweimal in der Woche Fleisch, dann darf dieses auch deutlich hochwertiger und etwas teurer sein.

Damit tun Sie Ihrer Gesundheit einen großen Gefallen und regen, sozusagen als kleinen Nebeneffekt mit großer Wirkung, die Industrie zum Umdenken an. Denn die Bauern betreiben keine Massentierhaltung, weil es ihnen gefällt, sondern weil sie mit nur wenigen Tieren keine Chance haben, ihre Kosten zu decken und nebenbei noch das Geld zu verdienen, das sie benötigen, um ihre Familien zu ernähren.

Tatsächlich ist ein einzelnes Schwein so wenig wert, dass es dem Bauern überhaupt nicht auffällt, wenn es krank ist und deswegen auf dem Transport stirbt oder am Schlachthof per Nottötung aussortiert wird, weil es zu krank ist, um „normal" geschlachtet zu werden. Auch bei zwei, drei oder gar noch mehr Tieren, die auf diese Weise ausfallen, merkt der Bauer kaum einen Unterschied, da die einzelnen Schweine ihm so wenig Geld einbringen.

Sie sehen also, dass er keine andere Chance hat, als viele Tiere zu halten, um das nötige Geld zu verdienen.

Setzen Sie hier ein Zeichen. Durch Ihren Konsum verändern Sie die Wirtschaft. Denn nicht der Markt regelt das Angebot, sondern der Verbraucher durch seine Nachfrage. Jeder einzelne zählt!

FLEISCH

Inhaltsstoffe von Fleisch sind vorwiegend Proteine, gefolgt von Fett, Vitaminen und Mineralstoffen. Vor allem Eisen, Zink, B1, B2 und B12 befindet sich in Fleisch. Fettreiche Wurstwaren liefern etwas weniger Protein und Innereien enthalten zusätzlich Kohlenhydrate. Beachtenswert ist auch, dass über die Fleischaufnahme auch immer Cholesterin aufgenommen wird, welches dem Körper direkt zur Verfügung steht.

Auch Purine sind in Fleisch enthalten, was vor allem Menschen beachten sollten, die an Gicht leiden. Purine werden im Körper in Harnsäurekristalle umgebaut und können sich in Geweben und Gelenken ablagern, was zu den typischen Schmerzen bei Gicht führt. Vor allem die Haut von Geflügel und die Innereien aller Tiere sind reich an Purin und sollten unbedingt gemieden werden. Natürlich ist der generelle Fleischkonsum ebenfalls einzuschränken.

Fleisch ist nicht gleich Fleisch. Achten Sie hier auf die Verarbeitung. Wurstwaren beispielsweise enthalten oft gehärtete Fette oder je nach

Verarbeitung Nitrate und Nitrite (bei gepökelten und geräucherten Waren). Außerdem sind oftmals Geschmacksverstärker, Texturmittel und andere Lebensmittelzusatzstoffe zugegeben. Gewürze sind ebenfalls zu finden, manchmal auch Kräuter.

Die DGE empfiehlt, nicht ausschließlich Fleisch, Wurst und generell tierische Produkte auf den Speiseplan zu stellen, sondern sie nur ergänzend zu einer überwiegend pflanzlichen Ernährung zu nutzen. Einer von vielen Gründen für diese Empfehlung ist, auf diese Weise das Krebsrisiko von Fleisch und verarbeiteten Wurstwaren auszugleichen. Besonders der Verzehr von rotem Fleisch bringt ein erhöhtes Krebsrisiko mit sich.

Es lohnt sich also, vor allem bei verarbeiteten Waren die Deklaration aufmerksam zu studieren. Generell ist es empfehlenswerter, mehr unbearbeitete Fleischprodukte einzukaufen und diese zu Hause selbst zuzubereiten, anstatt sich vornehmlich von Wurst und anderen verarbeiteten Produkten zu ernähren.

FISCH

Fisch und Meeresfrüchte enthalten ebenfalls hochwertiges Protein (durchschnittlich 20 g pro 100 g Fischfleisch), das sich als besonders leicht verdaulich auszeichnet. Auch die lebensnotwendigen Omega-3-Fettsäuren EPA und DHA sind in Fisch zu finden, hier vor allem in Lachs, Sardellen, Sardinen, Hering, Makrelen und Forellen. Seefische enthalten neben wertvollen Vitaminen und Mineralien, die auch Süßwasserfische liefern, vor allem Jod. Außerdem liefern sie Vitamin A und eine Reihe von B-Vitaminen.

Bei Fisch, ähnlich wie beim Fleisch, sollten Sie immer auf die Herkunft achten. Wenn Sie die Möglichkeit haben, kaufen Sie Süßwasserfisch aus Ihrer Region, beispielsweise bei einem Forellenzüchter, oder –

sollten Sie in der Nähe des Meeres leben – fangfrischen Fisch auf dem Fischmarkt. Auch hier gilt: Zuchtfisch ist nicht immer eine gute Wahl. Oftmals ist dieser mit Medikamenten, Krankheiten und Stresshormonen belasten. Jedoch bleibt bei gefangenen Meeresfrüchten stets der Zwiespalt der Mikroplastik-Belastung. Hier sollten Sie sich gut informieren.

Auch und gerade bei Thunfisch ist auf die Verträglichkeit zwischen Fangart und Umwelt zu achten. Schleppnetze wühlen beispielsweise den Boden stark auf und schädigen die dort ansässige Tier- und Pflanzenwelt. Andere Fangarten haben einen hohen Verlust an nicht erwünschten Tieren (beispielsweise Delfinen), die in den Netzen verenden.

Auch hier kann ich Ihnen die Seite der Albert-Schweitzer-Stiftung ans Herz legen, wenn Sie sich weiter zum Thema Fische und nachhaltigem Fischfang informieren wollen.

https://albert-schweitzer-stiftung.de/fische-krebstiere

MILCH UND MILCHPRODUKTE

Vollmilch besteht vorwiegend aus Wasser, gefolgt von Milchzuckern (Kohlenhydraten), Proteinen und Fett. Enthaltene Mineralien sind vor allem Calcium, Phosphat, Magnesium, Zink und bei Zufütterung von jodiertem Salz auch Jod. Als Vitaminquelle liefert Milch Vitamin A, B2, B12, D und Folsäure (B9).

Dies gilt in ähnlicher Zusammensetzung auch für Milchprodukte. Werfen Sie bei diesen Produkten stets einen Blick auf die Deklaration. Gerade bei Joghurt und Frischkäse variiert die Zusammensetzung stark. Von Zucker über Kräuter und verschiedenen Lebensmittelzusatzstoffen kann alles enthalten sein.

Käse wird hergestellt, indem die Milch mit Lab versetzt wird. Lab kann zwei Quellen haben: ein von Bakterien im Labor synthetisiertes Lab oder das Lab, welches aus dem Magen von Kälbern gewonnen wird.

Die Mägen der Kälber stammen von für den Fleischverzehr getöteten Tieren und werden in eine bestimmte Lösung eingelegt, die das Lab extrahiert. Dieses reine Lab wird dann zur Käseherstellung verwendet.

Alternativen zum tierischen Lab sind Enzyme aus Papaya, Ananas oder Feigen, die den Geschmack jedoch stark beeinflussen und deshalb nur für spezielle Käsesorten eingesetzt werden. Labaustauschstoffe werden gewonnen, indem man Mikroorganismen mit Schimmelpilzen füttert. Das fermentierte Produkt ist der Labaustauschstoff. Allerdings ernähren sich diese Mikroorganismen je nach Nährmedium nicht immer nur rein pflanzlich. Die dritte Alternative fällt in den Bereich der Gen-Technik. Hier werden Bakterien eingesetzt, die genetisch verändert wurden und ein Enzym produzieren, dass dem tierischen Lab sehr ähnlich ist. Langzeitstudien über die Verträglichkeit dieses Gen-Food gibt es nicht. Für Bio-Lebensmittel ist die Gentechnik generell nicht zugelassen.

Da tierisches Lab zu den Hilfsstoffen gehört, ist es in der EU nicht deklarierungspflichtig. Bei vielen Bio-Marken steht dennoch als freiwillige Angabe auf der Verpackung, welches Lab verwendet wurde. Ansonsten gibt es die VEBU-Liste, die viele Käsesorten auflistet und das verwendete Lab angibt. Diese Liste finden Sie im Internet unter dem Link im Infokasten. Einfacherweise geben Sie in Ihre Suchmaschine ein „veggy post labliste", dies sollte Sie direkt zur Liste führen.

> Die VEBU-Liste gibt an, welches Lab bei welchem Käse angewendet wurde. Sie finden sie unter: *https://veggy-post.de/wp-content/uploads/2016/06/VEBU-Labliste-2015-2016.pdf*

EI

Eier enthalten hochwertiges Nahrungsprotein, sehr wenig Kohlenhydrate und ca. 30% Fett. In diesem Fett sind Cholesterin und Lecithin enthalten. Außerdem sind Eier Lieferanten für Vitamin A, B2, D, E, B7, B3, B9 sowie die Mineralien Eisen und Zink.

Eiern wurde früher nachgesagt, den Cholesterinspiegel zu erhöhen und deshalb wurde von ihrem Verzehr abgeraten. Inzwischen weiß man, dass Eier das Verhältnis von LDL zu HDL gebundenem Cholesterin nicht verändern (sehen Sie im Kapitel „Cholesterin").

Allerdings sollten Sie darauf achten, nicht zu viele rohe Eier zu verzehren, da dies die Aufnahme von Biotin (Vitamin B7) stark beeinträchtigen kann. Außerdem sollten Sie vor allem auf die Hygiene Wert legen, wenn Sie rohe Eier verarbeiten und verzehren und die Produkte sehr schnell aufbrauchen, da sich vor allem Salmonellen in rohen Eiern sehr gerne und schnell vermehren.

Ein wichtiger Hinweis zum Thema „Eier" sei noch erlaubt. Leider ist es immer noch gängige Praxis, die männlichen Küken von Legerassen direkt nach dem Schlüpfen zu töten, da diese logischerweise keine Eier legen, sich aber auch nicht zur Mast eignen, da sie nicht so fett werden wie die für die Mast gezüchteten Hühner. Meist geschieht die Tötung durch das Schreddern der wachen(!) Küken. Hier konnen Sie, ähnlich wie beim Fleischkonsum, durch Ihr Kaufverhalten ein Zeichen setzen. Inzwischen gibt es die Bruderhahn-Initiative und die Züchtung von sogenannten Zweinutzungsrassen, wo die weiblichen Hühner in die Ei-Produktion gehen und die männlichen Hühner für die Mast verwendet werden können.

Auch das Kaufen von Bio-Eiern setzt ein Zeichen, da in der biologischen Landwirtschaft das Töten der männlichen Legehennen-Küken nicht erlaubt ist. Hierbei haben die Legehennen als positiven Nebeneffekt auch deutlich mehr Platz zur Verfügung.

Inzwischen gibt es auch immer mehr Landwirte, die einen Eierautomaten direkt am Hof anbieten, wo Sie sich Ihre frischen Eier direkt bei Ihrem Landwirt abholen können. Sprechen Sie ihn gerne einmal darauf an, ob der die Bruderhahn-Initiative unterstützt.

Getränke

Ein kurzes Wort noch zu den Getränken. Wasser ist das gesündeste Nahrungsmittel überhaupt. Und da unser Körper aus über 70 Prozent Wasser besteht – das Gehirn sogar aus 90% - ist jedem klar, dass ohne Wasser keine Stoffwechselprozesse ablaufen können.

Dennoch fällt es manchen Leuten schwer, sich auf pures Wasser als vorherrschendes Getränk einzustellen – zudem es möglichst auch ohne Kohlensäure sein sollte.

Hier sind Tees eine sehr gute Lösung. Kaufen Sie ungesüßte Teesorten und bereiten Sie sich Getränke daraus zu. Hierbei können Sie über die Menge des eingesetzten Krauts und die Ziehzeit nicht nur den Geschmack, sondern auch die Inhaltsstoffe des Getränks steuern.

Ein weiterer Vorteil von Tee ist, dass Sie ihn kalt und warm genießen können. Bei Bedarf süßen sie den Tee mit etwas Honig oder einem anderen Süßungsmittel wie beispielsweise dem gern verwendeten Agavendicksaft.

Aber auch ungesüßte Fruchtsäfte – die auch keine Zuckerersatzstoffe in ihrer Deklaration versteckt haben – eigenen sich zur Flüssigkeitszufuhr. Gerne können Sie auch versuchen, Säfte mithilfe eines Entsafters selbst herzustellen oder Sie kaufen Säfte direkt in einer Saftpresserei. Vielleicht haben Sie auch einen Apfel- oder einen Birnbaum und eine Saftpresserei in der Nähe? Dann können Sie ihren eigenen Apfelsaft machen lassen, den Sie über das gesamte Jahr hinweg genießen können.

Kräuter und Gewürze

GEWÜRZE – DAS SALZ IN DER SUPPE

Gewürze sind rein natürliche Stoffe, die einen starken Eigengeschmack haben und der zubereiteten Speise somit einen pikanten, süßen, scharfen, oder anderweitigen Geschmack verleihen können. Außerdem haben viele Gewürze auch positive Wirkungen auf den menschlichen Organismus. Kurkuma beispielsweise wirkt entzündungshemmend und kann leichte Magen-Darm-Symptome wie Blähungen und Völlegefühl lindern.

Es gibt Dutzende Gewürze und noch viel mehr Gewürzmischungen. Von Paprika über Zimt, Pfeffer, Muskat, Kümmel, Kurkuma, Basilikum, Curry, Chili und noch vielen anderen bis hin zum einfachen Salz – die Vielfalt ist schier unendlich.

Gewürze sind prinzipiell nichts anderes als Pflanzen oder Teile dieser Pflanzen, die getrocknet und zu feinem Pulver oder Flocken vermahlen wurden. Achten Sie hierbei besonders auf die Herkunft. Auch der Anbau von Pflanzen zur Gewürzherstellung und die Gewürze selbst können Quellen für Belastung mit Spritzmittel, Schwermetallen und anderen Toxinen sein. Beispielsweise dürfen Gewürze bestrahlt werden, um die Haltbarkeit zu erhöhen und enthaltene Mikroorganismen, Bakterien, Insekten und Schimmelpilze abzutöten.

Welche Gewürze Sie mögen, müssen Sie selbst ausprobieren. Natürlich ist Kurkuma gesund und hat entzündungshemmende Wirkung. Wenn er Ihnen jedoch nicht schmeckt, dann greifen Sie lieber zu einem anderen Gewürz – die Auswahl ist riesengroß. Gehen Sie hierzu gerne in die Gewürzabteilung Ihres Biosupermarktes und stöbern Sie durch die verschiedenen Angebote.

Empfehlenswert sind die Gewürze von Sonnentor, die nach strengen biologischen Auflagen hergestellt werden.

Beachten Sie, dass auch das Überdosieren von Gewürzen manchmal einen schädlichen Einfluss hat. Dies kommt aufgrund des sehr intensiven Geschmacks jedoch kaum vor. So ist in Zimt ein Stoff enthalten, der die Gerinnung hemmt. Diese sogenannten Cumarine werden erfolgreich als wirksame Arzneimittel eingesetzt, können überdosiert allerdings extrem toxisch wirken.

In Salbei und Wermut ist der Stoff Thujon enthalten, in Petersilie das Apiol und Sellerie enthält Psoralen. Dies sind alles Stoffe, die in geringen Dosen nicht schädlich, sondern manchmal sogar nützlich sind- vor allem im Falle des Thujons. Eine Überdosierung sollte hier jedoch vermieden werden.

KRÄUTER IM TÄGLICHEN SPEISEPLAN

Kräuter können Sie nicht nur getrocknet in Form von Gewürzen oder aufgebrüht in Form eines Tees zu sich nehmen. Sie können diese auch frisch verzehren und beispielsweise Ihren Salat damit aufpeppen. Dafür gibt es unzählige Möglichkeiten: Denken Sie nur an die klassischen Küchenkräuter Schnittlauch, Petersilie und Basilikum. Aber auch Löwenzahn, Bärlauch, Kamille, Gänseblümchen und viele, viele andere Kräuter, die in Feld, Wald und Wiese unserer nächsten Umgebung wachsen und gedeihen, können zu diesem Zweck verwendet werden.

Ähnlich wie bei den Pilzen gilt auch bei den Kräutern, dass Sie keinesfalls auf eigene Faust zum Sammeln losziehen sollten, wenn Sie kein fundiertes Wissen bei der Erkennung von Pflanzen und Kräutern besitzen. Denn es gibt genug Pflanzen, die den essbaren Vertretern zum Verwechseln ähnlich sehen, jedoch hochgiftig sind. Als Beispiel seien Bärlauch und die Herbstzeitlose genannt. Aus dem einen ist hervorragend ein schmackhaftes Bärlauch- Pesto zuzubereiten, die ähnlich aussehende Herbstzeitlose hingegen ist hochgiftig und absolut tödlich.

Wenden Sie sich auch hier an einen Fachmann. Nahezu überall werden inzwischen geführt Kräuterwanderungen angeboten – selbst in München. Hier können Sie auf einer geführten Tour durch den Englischen Garten verschiedene Kräuter und deren heilende Wirkung kennenlernen – oder einfach nur die Schmackhaftigkeit und sinnvolle Ergänzung des Speiseplans. Empfehlenswert sind beispielsweise die Bücher und die Homepage von Dr. Markus Strauss. Hier finden Sie auch Angebote für Kräuterwanderungen.

www.dr-strauss.net

Wenn Sie sich für die heilende Wirkung von Kräutern interessieren, werfen Sie einen Blick in die Literaturempfehlungen. Dort habe ich einige Bücher und Seiten aufgelistet, wo Sie vieles über Heilpflanzen erfahren können. Beispielsweise über die Wirkung von Fenchel, Kümmel und Anis auf den Verdauungstrakt oder wie Sie mit Bitterkräutern Ihre Leber entgiften können. Auch über Weißdorn als hervorragendes Herz-Kreislauf-Tonikum und Kamille als Heilmittel für Augenentzündungen können Sie dabei vieles lernen. Wussten Sie beispielsweise, dass Johannisbrotkernmehl als Verdickungsmittel verwendet wird? Dieses wird aus den Samen des Johannisbrotbaumes hergestellt. Aus der Frucht, die um die Samen herum wächst, dem sogenannten Carob, lässt sich ein Kakao-Ersatz zubereiten und ist dabei noch reich an Vitamin A, den B-Vitaminen und Calcium und Eisen.

Keine falsche Scheu vor der Kräuterkunde. Mir sagte einmal eine gute Freundin und wahre Kräuterhexe: Du brauchst nur sieben Kräuter zu kennen und kannst damit alles behandeln.

In diesem Sinne: Wenn Sie sich zur Kräuterhexe berufen fühlen, lesen Sie sich gerne in diese Thematik weiter ein. Kräuterwanderungen sind hierbei übrigens eine hervorragende Möglichkeit, sich mit Gleichgesinnten zusammenzutun und beispielsweise gemeinsam ein Pesto zuzubereiten oder sogar eine Salbe herzustellen.

Und selbst, wenn Sie kein Interesse daran haben – die typischen Küchenkräuter sind eine hervorragende Ergänzung des täglichen Speiseplans. Diese können Sie oftmals im Supermarkt im Topf kaufen, sodass Sie zu Hause eine nachwachsende Quelle verschiedenster Kräuter haben. Auch eine Kräuterschnecke im Garten oder ein Balkonkasten sind hervorragende Möglichkeiten, sich seine eigenen Küchenkräuter nachwachsen zu lassen.

Die beliebtesten Küchenkräuter habe ich Ihnen in der nachfolgenden Tabelle gemeinsam mit ihrer Wirkung und einigen Ideen der Verwendung aufgelistet. Natürlich ist bei der Verarbeitung der Kräuter Ihrer Fantasie keine Grenze gesetzt.

Die Tabelle ist sinngemäß aus einem Artikel auf Smarticular.net entnommen.

Kraut	**Gerichte**	**Wirkung**
Basilikum	Pasta, Salate, Tomaten, Quark	antibakteriell, immunstärkend, beruhigend
Bärlauch	Pasta, Salate, Quark, Butter, Pesto	antibakteriell, blutreinigend, entgiftend, krampflösend
Bohnenkraut	Suppen, Eintöpfe, Bohnengerichte	verdauungsfördernd, antibakteriell, krampflösend
Dill	Fisch, helle Soßen, Gurkengerichte	Verdauungsfördernd, appetitanregend,

		krampflösend
Estragon	Fisch, Geflügel, Gurkengerichte	krampflösend, antibakteriell, entzündungshemmend
Kapuzinerkresse	Salate, Pasta, Quark, Butter	antibiotisch, pilztötend, schleimlösend, blutreinigend
Lavendel	Fleisch, Desserts, Salate, Getränke	antiseptisch, beruhigend, wundheilend, krampflösend
Liebstöckel	Suppen, Eintöpfe, Salate, Quark, Butter	Entzündungshemmend, verdauungsfördernd
Majoran	Kartoffelgerichte, Fleisch, Bohnen	antibakteriell, schleimlösend, entzündungshemmend
Oregano	Kartoffeln, Tomaten, Fleisch, Eierspeisen	antiseptisch, schmerzstillend, krampflösend, schleimlösend
Petersilie	Quark, Butter, Salate, Suppen, Gemüse	entwässernd, harntreibend, entgiftend, blutreinigend
Pfefferminze	Getränke, Desserts	krampflösend, verdauungsfördernd
Rosmarin	Fleisch, dunkle	schmerzlindernd,

	Soßen, Kartoffeln	verdauungsfördernd, anregend
Salbei	Fleisch, Pasta, Gemüse	antibakteriell, antiviral, desinfizierend, antioxidativ
Schnittlauch	Pfifferlinge, Eierspeisen, Quark, Butter	entzündungshemmend, blutreinigend, harntreibend
Thymian	Fleisch, dunkle Soßen, Kartoffeln	schleimlösend, schmerzlindernd, pilztötend, beruhigend
Zitronenmelisse	Fisch, helle Soßen, Desserts, Getränke	beruhigend, verdauungsfördernd

Ernährung bei Erkrankungen & Nahrungsergänzungsmittel

Diabetes, Autoimmunerkrankungen, Zöliakie, ADHS oder Leaky Gut – die Liste an Erkrankungen ist lang. Dabei müssen manche, beispielsweise Schilddrüsenerkrankungen, gar nichts mit der Ernährung zu tun haben. Zöliakie und andere Erkrankungen hingegen sind rein ernährungsbedingt.

Alle Erkrankungen und die spezifischen Bedingungen und Fallstricke in der Ernährung aufzuzählen, würden den Rahmen dieses Buches sprengen. Wenn Sie unter einer Erkrankung leiden, suchen Sie sich fachmännische Beratung bei der Zusammenstellung einer passenden Ernährung. Diese Hilfe bekommen Sie beispielsweise bei einem fachkundigen Arzt, Heilpraktiker oder Ernährungstherapeuten.

Zudem führt die Einnahme bestimmter Medikamente zu einem erhöhten Bedarf an bestimmten Vitaminen. Wenn Sie also an regelmäßige Medikamente gebunden sind oder auch nur die Antibabypille einnehmen, steigt Ihr Bedarf teils stark an. Natürlich kann Ihnen auch hier ein Ernährungsberater und Ihr Arzt beratend Hilfestellung leisten.

Auch soll es nicht Teil dieses Buches sein, auf bestimmte Nahrungsergänzungsmittel einzugehen oder diese zu empfehlen. Wenn Sie einen Mangel an einem bestimmten Spurenelement, Vitamin oder Ähnlichem haben, lassen Sie diesen bitte mit fachkompetenter Hilfe behandeln. Hierbei gibt Ihnen Ihr Therapeut, Arzt oder Heilpraktiker gerne und umfassend Informationen und Empfehlungen.

Ein kleines Fazit

Ich hoffe, ich habe Sie nicht enttäuscht, da ich Ihnen mit diesem Buch keine konkret umsetzbare Anleitung für eine einfache, schnell umsetzbare Ernährung geliefert habe. Diese ist von Fall zu Fall einfach sehr individuell. Und das nicht nur, weil es so viele verschiedene Arten der Ernährung gibt, sondern weil Sie auch für sich selbst entscheiden müssen – und vor allem auch *dürfen* – welche Nahrungsmittel Sie bevorzugen.

Sie werden in keinen Mangel rutschen, wenn Sie sich beispielsweise weigern, Tomaten zu essen. Es gibt eine Reihe wunderbarer Alternativen, die dieselben Vitamine und Mineralien liefern. Auch riskieren Sie keinen vorprogrammierten Mangel, wenn Sie sich entscheiden, vegan zu leben.

Egal, für welche Ernährungsform Sie sich entscheiden - wichtig ist nur, dass Sie sich in die individuellen Bedürfnisse und Fallstricke der verschiedenen Ernährungsweisen einlesen. Auch Veganer können sich mit B12 versorgen, ohne ständig zu Nahrungsergänzungen greifen zu müssen. Dies jedoch sollte auch nicht Teil dieses Werkes sein und steht bereits in sehr vielen, sehr guten Büchern ausführlich beschrieben.

Gesunde Ernährung muss nicht schwierig sein und sollte Ihnen Spaß machen. Jedoch wird diese etwas mehr Zeit in Anspruch nehmen, als es beim einfachen Kaufen und Aufwärmen eines Fertiggerichtes aus dem Supermarkt der Fall ist.

Mein letzter Tipp an Sie: Nehmen Sie sich diese Zeit. Ihre Gesundheit wird es Ihnen danken.

Weiterführende Literatur – Tipps

BÜCHER

- Attila Hildmann: „Vegan for Fit" und „Vegan for Youth"

Das Must-Read für Veganer und solche, die es werden wollen. Auch für Fleischesser, die sich das gesunde Grünzeug mit auf den Teller holen wollen.

- Brian Wansink: „Essen ohne Sinn und Verstand"

Ein Buch, geschrieben nicht von einem Ernährungsberater, sondern von einem Verhaltensforscher. Hier geht es vorwiegend darum, warum wir essen, was wir essen und wie unsere Umgebung unser Essverhalten beeinflusst.

- Dr. David Perlmutter: „Dumm wie Brot"

Dr. Perlmutter hat mehrere, teils provozierende, aber sehr gute Bücher über die Ernährung geschrieben. In „Dumm wie Brot" geht es um konventionelles Getreide und warum es für die Ernährung des Menschen eigentlich nicht gemacht wurde.

- David Wolfe: „Superfoods – Die Medizin der Zukunft"

Ein Buch, in dem sogenannte Superfoods erklärt werden und erläutert wird, wie und wann Sie diese sinnvoll einsetzen können.

- Dr. Gillian McKeith: „Du bist, was du isst"

Ein klassisches Buch über Ernährungslehre und die Wirkung der verschiedenen Nahrungsmittel auf unseren Körper und unsere Gesundheit.

- Giulia Enders: „Darm mit Charme"

Vielleicht kein Buch, das Sie hier erwartet hätten. „Darm mit Charme" erklärt jedoch auf wundervolle Weise, warum der Darm so wichtig ist und was er mit Allergien und Nahrungsmittelunverträglichkeiten zu tun hat. Auch Sinn und Zweck der Mikroflora wird hier erläutert.

- Jasmin Schindler, Patrick Hundt: „Esst echtes Essen"

Würden Sie sich gerne gesünder ernähren, schaffen es jedoch nicht? Dann ist dieses Buch ein Must-Have für Sie. Hier wird nicht nur beschrieben, welches Essen gesund ist und warum, sondern vor allem, wie sie durch einfache Gewohnheiten Ihre Ernährung Schritt für Schritt auf nachhaltige Weise umstellen und verbessern können.

- Jonathan Safran Foer: „Tiere Essen"

Mr. Foer ist eigentlich Romanautor. Mit „Tiere Essen" hat er sein erstes Buch über Ernährung herausgebracht, welches sich auf die Massentierhaltung und den Fleischkonsum konzentriert. Wenn Sie einen achtsamen Umgang mit Fleisch pflegen wollen, sollten Sie dieses Buch unbedingt lesen.

- Heinz Knieriemen: „Vitamine, Mineralstoffe, Spurenelemente"

Der Schweitzer Autor Heinz Knieriemen hat in seinem kleinen Leitfaden alles über die verschiedenen Vitamine, Spurenelemente und Mengenelemente zusammengefasst und gibt einige wundervolle Tipps für eine gesunde Ernährung. Ein Must-Have.

- Kyra und Sascha Kauffmann, Anno Hoffmann: „JOD"

Leiden Sie unter Jodmangel oder wollten Sie schon immer mal wissen, was es genau mit Jod auf sich hat und wo es überall benötigt wird? Dann ist dieses Buch der perfekte Einstieg. Es enthält auch viele leckere und gesunde Rezepte, die Ihren Jodbedarf auf einfache Weise decken werden.

- Dr. Robert H. Lustig: „Die bittere Wahrheit über Zucker"

Dieses Buch beschreibt Zucker als den Krankheitsauslöser Nummer eins für alle sogenannten Zivilisationskrankheiten. Dass Zucker nicht gesund ist weiß inzwischen fast jeder. In diesem Buch bekommen Sie eindrucksvoll dargelegt, warum dies so ist.

- Dr. Susanne Holst: „Klug essen – gesund bleiben"

Dieses Buch thematisiert den Zusammenhang zwischen unserer Nahrung und unserer Fähigkeit, uns zu konzentrieren, gedankliche Arbeit leisten zu können und kreativ und einfallsreich zu sein. Sehr empfehlenswert.

- T. Colin Campbell: China Study

Die „China-Studie" ist die umfassendste Ernährungsstudie der Welt. In diesem Buch lesen Sie die Erkenntnisse der Wissenschaftler. Interessieren Sie sich dafür, ob der Konsum tierischer Lebensmittel nun wirklich, so wie immer alle sagen, Krebs, Diabetes und Herzinfarkte auslöst? Dann ist „The China Study" genau das richtige Buch für Sie!

- Buch der Verbraucherzentrale Hamburg e.V.: „Was bedeuten die E-Nummern?"

In diesem Buch finden Sie Erklärungen zu allen Nahrungsmittelzusatzstoffen, die in der EU zugelassen sind. Auch Warnhinweise und mögliche negative Wirkungen werden hier thematisiert. Ein Must-Have!

APPS & WEITERE EMPFEHLUNGEN

- Die E-Nummern-App des Bundeszentrums für Ernährung

Hier können Sie sich durch Eingabe der E-Nummer oder des

Eigennamens direkt anzeigen lassen, welcher Stoff sich dahinter verbirgt und welches Gefahrenpotenzial davon ausgeht.

- Patric Heizmann – Ernährungscoach

Sie lesen nicht gerne? Dann ist der YouTube-Kanal von Patric Heizmann genau das Richtige für Sie. Hier können Sie sich von dem Ernährungsberater so manch interessante Details, Fakten und Mythen kurz und knackig erklären lassen.

- Selbstversorger Rigotti

Ein weiterer Tipp für die YouTube-Fraktion ist der Kanal von „Selbstversorger Rigotti". Hier bekommen Sie Tipps zum richtigen Einkochen von Früchten, zum Anbau des eigenen Gemüses im Garten, zur Haltung von Hühnern – und rundherum allem, was Sie als angehender Selbstversorger wissen müssen.

EMPFEHLENSWERTE INTERNETSEITEN

Werfen Sie für eine Empfehlung verschiedener Internetseiten gerne einen Blick ins Quellenverzeichnis ganz am Ende dieses Buches. Hier sind alle Quellen angegeben, die ich für die Erstellung dieses Werkes genutzt habe. Natürlich enthalten die Internetseiten sehr viel mehr Informationen als ich in diesen Ratgeber packen konnte. Ein Blick lohnt sich also allemal.

Quellenverzeichnis

BÜCHER

Attila Hildmann „Vegan for Fit“ Becker Joest Volk Verlag, 4. Auflage (2014)

Attila Hildmann „Vegan for Youth“ Becker Joest Volk Verlag, 3. Auflage (2013)

Heinz Knieriemen. „Vitamine, Mineralstoffe, Spurenelemente“ AT Verlag, 4. Auflage (2014)

Kyra Kauffmann, Sascha Kauffmann, Anno Hoffmann. „Jod“ Riva Verlag,1. Auflage (2019)

Lubert Stryer, Jeremy M. Berg, John L. Tymoczko. „Stryer Biochemie“ Springer Spektrum Verlag, 7. Auflage (2013)

Rainer Klinke, Stefan Silbernagl. „Lehrbuch der Physiologie“ Thieme Verlag, 3. Auflage (2001)

FACHZEITSCHRIFTEN

Dr. med. Wolfram Kersten „Paradigmenwechsel im Verständnis Chronischer Zivilisationskrankheiten“ Komplementäre integrative Medizin 04/2009.

INTERNETQUELLEN

https://viamedici.thieme.de/lernmodule/biochemie/lipoproteine+stoffwechsel

http://www.ernaehrung.de/tipps/

https://www.dge.de/fileadmin/public/doc/fm/10-Regeln-der-DGE.pdf

https://www.zentrum-der-gesundheit.de/welches-fett-fuer-welchen-zweck.html

https://www.alimentarium.org/de/wissen/was-sind-lebensmittel-zusatzstoffe

https://utopia.de/ratgeber/

https://www.verbraucherzentrale.de/wissen/lebensmittel/lebensmittelproduktion/fleisch-hat-viele-gute-seiten-ernaehrungsphysiologie-5542

https://albert-schweitzer-stiftung.de/

https://www.dialog-milch.de/milchlexikon/inhaltsstoffe-der-milch/

http://www.deutsche-eier.info/das-ei/ernaehrung/

https://www.mein-schoener-garten.de/lifestyle/gesund-leben/

https://www.lebensmittellexikon.de/g0000280.php

https://www.regional-saisonal.de/saisonkalender

https://gesund.co.at/obst-abc-obstsorten-2-11236/

https://www.getreide.org/

https://schrotundkorn.de/artikel/wertvolle-kerne-in-harter-verpackung

https://www.smarticular.net/kuechenkraeuter-uebersicht-verwendung/

Wir danken Ihnen für Ihr Interesse und Ihr Vertrauen. Als Dankeschön dafür, haben wir eine besondere Überraschung. Sie möchten nachhaltig abnehmen und suchen noch nach dem richtigen Weg? Dann sind Sie bei uns genau richtig. Sie erhalten exklusive Tipps und Anregungen, damit Ihr Vorhaben gelingen kann. Das Beste: Sie erhalten diese vollkommen kostenlos. Das klingt wunderbar? Dann warten Sie nicht lange und holen Sie sich Ihr Gratis-Geschenk.

Hier geht es zu Ihrem Gratis-Geschenk:

https://forms.gle/nEkedR3Z3s923Uf6A

1. **Öffnen Sie die Kamera-App auf Ihrem Smartphone und richten Sie die Kamera auf den QR-Code.**
2. **Klicken Sie auf den Link, der Ihnen angezeigt wird und schon werden Sie zur Website weitergeleitet.**

Impressum

Herausgeber: Orbita Media Verlag GmbH & Co. KG / Ericusspitze 4 / 20457 Hamburg
Kontakt: kontakt@empireofbooks.de
Website: https://empireofbooks.de
Coverbild: Shutterstock

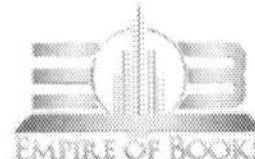

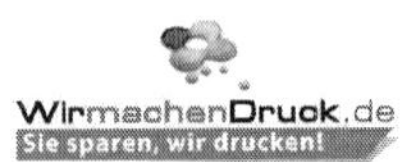